DE L'OUVERTURE

DES

KYSTES HYDATIQUES DU FOIE

DANS LA CAVITÉ PLEURALE

PAR

Stephan Iv. KALTCHEFF

DOCTEUR EN MÉDECINE

———

MONTPELLIER

IMPRIMERIE CHARLES BOEHM

DELORD-BOEHM ET MARTIAL, SUCCESSEURS

ÉDITEURS DU NOUVEAU MONTPELLIER MÉDICAL

—

1900

A MON PÈRE ET A MA MÈRE

Témoignage de reconnaissance et d'éternelle affection.

A MES FRÈRES ET A MES SŒURS

Kaltcheff.

DE L'OUVERTURE

KYSTES HYDATIQUES DU FOIE

DANS LA CAVITÉ PLEURALE

INTRODUCTION

Les kystes hydatiques en général et ceux du foie en particulier ont, de tout temps, été observés par les médecins. Hippocrate avait sans doute en vue les hydatides dans l'aphorisme suivant : « Quand le foie, plein d'eau, se rompt dans l'épiploon, le ventre se remplit d'eau et les malades succombent[1] ». Galien et Arétée font également mention de l'hydropisie hépatique. Mais la nature parasitaire de cette production ne fut connue qu'au XVIIIᵉ siècle.

Depuis cette époque, un très grand nombre d'études et de recherches ont été faites au sujet de ces kystes à tous les points de vue. Les travaux sur leur ouverture dans la cavité pleurale sont cependant peu nombreux encore et sont basés sur un très petit nombre de faits.

---

[1] Davaine; Traité des entoz. et mal. venimeuses, pag. 350 (Œuvres d'Hippocrate Aphor., sect. VII, nº 55. Trad. Littré)

Durant notre stage de l'année dernière dans le service de M. le professeur Grasset, nous avons eu l'occasion d'observer un malade atteint d'un kyste hydatique du foie, lequel s'est ouvert dans la plèvre droite et secondairement dans les bronches, en donnant lieu à des vomiques. Ce malade fut opéré et guéri par M. le professeur Forgue. Son observation a été prise et publiée par MM. les docteurs Gibert et Jeanbrau. Vu la rareté du cas et l'excellent résultat de l'intervention chirurgicale, le fait nous a vivement intéressé et nous en avons fait le sujet de notre thèse inaugurale.

Ne pouvant pas baser ce travail sur des observations personnelles, nous avons recherché ce que disent les auteurs sur ce mode de terminaison des kystes hépatiques, et nous avons comparé toutes les observations de ce genre que nous avons pu réunir, nous efforçant d'en tracer un tableau clinique et d'en tirer des conclusions.

Les kystes hydatiques simples nous occuperont seulement; la tumeur à échinocoques multiloculaire, fort peu connue et rarement observée en France, ne donne que rarement lieu à l'ouverture dans la plèvre et présente une marche qui ne ressemble en rien à la forme que nous avons en vue.

Après avoir tracé rapidement l'historique de cette affection, nous en discuterons l'étiologie et la pathogénie. L'anatomie pathologique nous occupera ensuite. Au chapitre de la symptomatologie, nous insisterons surtout sur les signes précurseurs de la rupture et sur le tableau symptomatique de cette dernière. Le diagnostic et le pronostic seront rapidement exposés. Au traitement, nous présenterons les avantages de la thoracotomie avec large résection costale. Le dernier chapitre contiendra nos conclusions.

La seconde partie de ce travail est réservée aux observations, sauf l'observation qui a été le point de départ de notre thèse, toutes les autres seront plus ou moins résumées. Les trente-cinq observations d'ouverture intrapleurale de kystes hydatiques du foie que nous avons réunies, ne pouvant toutes trouver place ici, nous avons choisi de préférence celles qui nous ont semblé complètes ou intéressantes par quelque point et celles qui n'ont pas encore été citées ou traduites dans les travaux concernant ce sujet.

Mais, avant d'aborder notre sujet, qu'il nous soit permis de remercier publiquement tous nos Maîtres de la Faculté de médecine de Montpellier. C'est grâce à leur enseignement et à leur bienveillance que nous avons acquis les connaissances médicales que nous possédons.

Nous adressons l'hommage de notre respectueuse gratitude à notre éminent Maître M. le professeur Forgue pour la bienveillance qu'il nous a toujours témoignée et pour le grand honneur qu'il nous fait en acceptant la présidence de notre thèse.

HISTORIQUE

La première observation relative à un cas de rupture d'un kyste hépatique dans la cavité pleurale est due à Bianchi [1] et citée plus tard dans le traité de Davaine [2].

Morgagni parle d'une vieille femme qui se plaignit longtemps de douleurs à la région ombilicale, qui toussait et crachait beaucoup. Elle mourut asphyxiée, et l'autopsie démontra l'existence d'un kyste hydatique suppuré du foie ouvert dans la plèvre [3].

A cette époque, on ne connaissait, paraît-il, qu'un cas semblable, une observation de Stalpar Van der Wiel, où il existait une fistule qui unissait un foyer purulent du foie avec la poitrine [4].

Cruveilhier (1829) cite l'observation d'un kyste du foie ouvert dans la plèvre ; le malade mourut asphyxié [5].

En 1840, Pelletan fait une communication à l'Académie royale de médecine sur un cas de kyste hydatique du foie ouvert dans la plèvre et de là communiquant avec les bronches [6].

Depuis lors, nous trouvons dans les *Bulletins de la Société anatomique*, dans les divers recueils périodiques et dans l'excellent traité de Davaine quelques observations sur des cas semblables. Ce dernier auteur émet l'opinion que les hydatiques de la cavité pleurale ne s'y forment jamais primitivement, mais naissent le plus souvent dans le foie, quelquefois dans le poumon et ne s'y ouvrent que par le progrès du développement.

[1] Bianchi ; Historia hepatica, Turin, 1725.
[2] Davaine ; Traité des entozoaires et des maladies venimeuses. Paris, 1877.
[3] Morgagni ; De sedibus et causis morborum, 1763. Cité par Davaine.
[4] E. Cadet de Gassicourt ; Thèse de Paris, 1856.
[5] Cruveilhier ; Diction. de méd. et chir. prat. Art. acéphal.
[6] Bull. de l'Acad. royale de méd., 1840-41, pag. 580.

Mais jusque-là les auteurs signalent seulement la possibilité de l'ouverture des kystes hydatiques du foie dans la plèvre et prouvent cette possibilité par des faits, sans en tirer d'autres conséquences. Son étude n'a été faite qu'à un seul point de vue: terminaison de la maladie.

Plus tard, en 1856, paraît la thèse de Cadet de Gassicourt, où l'auteur discute la question avec talent au point de vue de son diagnostic.

J. Guérin reprend la question et étudie surtout le mécanisme de la rupture. Il fait de l'aspiration, exercée par la cavité thoracique pendant l'expiration sur les viscères abdominaux, la vraie cause de l'ouverture intrapleurale ou intrapulmonaire des kystes de la face convexe du foie.

Dolbeau[1], Bucquoy[2] et Duvernoy[3] font aussi des études sur ces kystes et sur leur communication avec le thorax ; ils discutent surtout leur étiologie.

Citons aussi la thèse de Martin[4] et celle de Raymondon[5] ; ce dernier auteur étudie les rapports qui existent entre l'ouverture du kyste dans la cavité thoracique et sa communication avec les voies biliaires.

Mentionnons, enfin, la thèse récente de M. Perret sur la suppuration pleurale des kystes hydatiques du foie et les observations publiées dans ces dernières années: celle de Robinson[6], celle de Ferrajoli[7], celle de Spencer[8], qui contiennent quelques points intéressants au point de vue du traitement.

---

[1] Dolbeau : Etudes sur les grands kystes de la fièvre conv. du foie. Paris, 1856.
[2] Journal de méd. et de chir. pratiques, 1876.
[3] Duvernoy : Thèse de Paris, 1878.
[4] Martin ; Thèse de Paris, 1878.
[5] Raymondon ; Thèse de Paris, 1884.
[6] Brit. M. J. London, 1896.
[7] Incurabili. Napoli, 1896, XI.

ÉTIOLOGIE

Il ne rentre pas dans le cadre que nous nous sommes tracé d'exposer ici l'histoire complète du développement de l'hydatide. On sait aujourd'hui que l'hydatide est, en quelque sorte, une phase de l'existence du tœnia echinococcus ou tœnia nana, et que le kyste hydatique n'est que le produit de l'introduction dans l'organisme d'œufs de ce tœnia qui, à l'état adulte, vit dans l'intestin du chien.

Sans insister sur les raisons de sa fréquence dans le foie, nous rappellerons qu'il se développe le plus souvent à la superficie de cet organe. S'il prend naissance au sein du parenchyme de la glande hépatique, l'évolution naturelle de la tumeur kystique, qui est une tendance incessante à l'accroissement, amène forcément, à un moment donné, une sorte d'ouverture ou de déhiscence du parenchyme hépatique à travers laquelle se fait jour la paroi kystique distendue. On distingue, suivant leur siège, quatre variétés de kystes hydatiques du foie : les deux variétés inférieures se développent et s'ouvrent du côté de la cavité abdominale. Nous n'aurons en vue que les variétés postéro-supérieure et antéro-supérieure, parce que ce sont elles qui envahissent le thorax. Elles sont de beaucoup les plus fréquentes. Cornil et Ranvier[1] disent : « Les kystes à échinocoques, qui sont assez communs dans le foie, sont constitués par une tumeur volumineuse habituellement saillante, soit à la face convexe, du côté du diaphragme

---

[1] Cornil et Ranvier ; Manuel d'histol. pathol., pag. 940.

ou du côté de la paroi abdominale antérieure, soit au bord supérieur ; quelquefois elle siège dans la profondeur de l'organe ».

Quel que soit leur siège primitif, au niveau de la face convexe
ou du bord supérieur du foie, ces kystes ont souvent la tendance à faire saillie du côté de la cavité thoracique et à s'ouvrir
soit dans le poumon et les bronches, soit dans la plèvre. Ce dernier cas est de beaucoup le plus rare ; nous en verrons plus loin
la raison anatomique.

Afin de nous renseigner sur la fréquence de l'évacuation des
kystes hydatiques du foie par la voie pleurale, consultons les
statistiques publiées à ce sujet par les auteurs les plus autorisés
dans la question, Davaine et Frerichs ; nous trouvons les chif-
fres suivants :

1° DAVAINE [1]. Total de 166 cas :

Echinocoques ayant pénétré dans le thorax............	4 cas
— — — dans la plèvre.........	9 —
— — — à la base des poumons et dans les bronches..	21 —
— communiquant avec les voies biliaires.	8 —
Kystes ouverts dans la cavité abdominale...........	8 —
— — dans l'estomac et les intestins.......	22 —
Autres conditions...............................	94 —

2° FRERICHS [2], sur 25 kystes, a noté :

Kystes demeurés dans le foie....................	14 —
Ouverture à l'extérieur, au voisinage de l'ombilic...	1 —
Irruption dans la cavité abdominale...............	2 —
— dans l'intestin.......................	1 —
Communication avec les bronches.................	1 —
Ouverture à la base du poumon..........	3 —
Kyste faisant saillie dans le thorax..............	3 —

[1] Davaine ; Traité des entoz., 2e édit., 1877. Paris, pag. 376.
[2] Frerichs ; Traité des mal. du foie. Trad. française.

Dans les 83 cas dont ces auteurs indiquent la direction, les plus nombreux ont trait à l'évolution du kyste en haut vers le diaphragme et la cavité thoracique.

Quelle est la raison de cette migration et de cette tendance à envahir la cavité thoracique? Dirons-nous avec J. Guérin que l'aspiration exercée par la cavité thoracique pendant l'expiration sur les viscères abdominaux est la vraie cause de l'ouverture intrapleurale ou pulmonaire des kystes de la face convexe du foie; ou bien avec Bucquoy[1] que c'est presque toujours vers le poumon que le kyste tend à se développer, parce que c'est de ce côté qu'il trouve le moins de résistance?

Dolbeau, dans sa thèse, émet la même idée, mais il fait aussi jouer un certain rôle aux conditions physiologiques de pression auxquelles sont soumis les organes abdominaux. « Le kyste, dit-il, se trouve situé à la limite de deux cavités dont les conditions de pression sont bien différentes. Dans la cavité du ventre, il y a, en quelque sorte, un trop-plein. Les organes sont sollicités dans tous les sens et la moindre ouverture donne passage à une hernie; au contraire, dans le thorax, il y a un vide virtuel, et dans le moment de l'expiration tous les organes tendent vers cette cavité ».

Duvernoy[2] croit que ce qui doit dicter surtout le côté où proéminera le kyste, c'est surtout le point de développement primitif de ce kyste. « Nous croyons, dit-il, que le kyste se développe toujours du côté du foie où il a le moins de résistance à vaincre de la part du parenchyme hépatique avant d'arriver à la surface péritonéale. Pour se creuser une cavité à l'intérieur même de la substance glandulaire, il faut en quelque sorte que le kyste refoule et tasse cette substance avec une certaine force. Si nous supposons que l'œuf, amené dans le tissu du foie par le courant sanguin ou par migration soit déposé et s'arrête dans un

[1] Journal de méd. et de chir. prat., 1876.
[2] Duvernoy : Thèse de Paris, 1878.

point séparé de la face supérieure par une coque de deux à trois centimètres d'épaisseur seulement, il paraît évident que, dans son développement, le kyste aura une tendance naturelle à gagner la face convexe du foie et à proéminer du côté de la cavité thoracique. La résistance qu'il aura à vaincre sera, en effet, beaucoup moindre de ce côté que de celui de la face concave. Que si, au contraire, l'œuf est déposé à peu de distance de sa face inférieure; ce sera alors de ce côté et aux côtés de la cavité abdominale que se fera le développement du kyste ».

Ces diverses explications ne seraient pas inadmissibles, mais il est difficile d'en faire la preuve. Nous pensons, pour notre part, que chacune de ces causes influe plus ou moins sur le développement des kystes vers le thorax, mais que la part principale doit être attribuée à la plus grande fréquence des kystes à la face convexe du foie.

Etant donné la localisation si fréquente des kystes hydatiques dans le foie et surtout au niveau de sa face convexe et de son bord supérieur, on est étonné de voir le petit nombre d'observations d'ouverture de ces kystes dans la plèvre. Nous verrons plus loin les raisons pour lesquelles leur ouverture se fait le plus souvent dans le poumon ou directement dans les bronches. Mais ce qui a contribué encore à la rareté des observations d'ouverture intrapleurale, c'est que nombre d'observations publiées sous le titre de kystes hydatiques primitifs de la plèvre se rapportaient au contraire à des kystes secondaires d'origine hépatique. En effet, la plupart manquent d'examen nécropsique, et, quand on l'a fait, on a trouvé souvent des hydatides dans le foie. Dans certains cas, le diaphragme était aminci ou perforé[1], dans d'autres, le kyste pleural envoyait un diverticule dans le foie[2].

[1] Gallard ; Kyste hydatique de la plèvre droite. Union méd., 1863, pag. 373.
[2] Caron ; Hyd. de la plèvre droite. Bull. de la Soc. anat., 1852, XXVII.
Reboul ; Kyste hydatique multil. de la plèvre droite. Gaz. des Hôp., 16 nov. 1893.

Quelquefois encore, le contenu du kyste pleural présentait une coloration jaunâtre, et le malade avait des expectorations de même nuance, dues à la présence de bile.

Du reste, la fréquence particulière des localisations hydatiques dans la plèvre droite plaide en faveur de leur origine hépatique. D'après le relevé de MM. Gibert et Jeanbreau, dans 75 p. 100 des cas, le côté droit était le siège du kyste pleural[1].

La tolérance du tissu hépatique envers ces productions parasitaires et la tendance qu'il a de les évacuer dans le thorax, d'autre part l'absence quelquefois totale des accidents qui accompagnent la perforation du diaphragme, expliquent suffisamment qu'on a si souvent méconnu l'origine hépatique des kystes pleuraux.

Nous aurions pu facilement accumuler dans notre travail des observations à l'appui de cette explication, mais nous avons préféré ne présenter qu'un exemple (obs. XIII), réservant la place aux cas où l'ouverture du kyste hépatique dans la plèvre ne faisait aucun doute; nous renvoyons à la thèse de M. Georgesco-Carpatiano[2], qui en contient un grand nombre.

Sans vouloir ici mettre en doute l'existence du kyste primitif de la plèvre, nous croyons qu'en présence d'hydatides dans cette cavité séreuse, il faut toujours, avant de se prononcer sur leur localisation primitive, s'assurer qu'il n'existe pas ou qu'il n'a pas existé dans le foie des vésicules d'origine.

Davaine disait également : « Les hydatides intrathoraciques ne se forment point dans la plèvre ; il est vrai que l'on trouve quelquefois dans la cavité pleurale des hydatides renfermées dans des poches adventices, mais ces hydatides sont formées primitivement en dehors de la plèvre, et ne s'y sont ouvertes que par le progrès du développement ».

[1] Gaz. des Hôp., 1900, janvier,
[2] G. Carpatiano; Th. Paris, 1899.

Nous avons déjà vu, d'après les statistiques de Davaine et de Frerichs, que la communication du kyste hydatique du foie avec la plèvre est infiniment plus rare qu'avec le poumon ou directement avec les bronches. On en trouve la cause dans les adhérences qui se forment entre la plèvre diaphragmatique et la base du poumon. La tumeur qui proémine du côté du diaphragme ne tarde pas à provoquer une irritation du péritoine à ce niveau. Les adhérences hépatico-diaphragmatiques sont évidemment le résultat de cette péritonite localisée. Le plus souvent, l'inflammation et la suppuration du kyste lui-même sont la première cause de cette péritonite. En effet, le liquide trouvé dans la plèvre ou évacué par les bronches est presque toujours purulent.

Du péritoine diaphragmatique, le processus inflammatoire se transmet facilement au feuillet pleural du diaphragme et du poumon ; d'autant plus que le kyste tendant toujours à s'accroître, le diaphragme est refoulé, tassé, ses fibres s'amincissent, et il arrive un moment où il est perforé. Si cette perforation a lieu avant que la pleurésie diaphragmatique ait déterminé des adhérences entre celui-ci et le poumon, le contenu du kyste s'épanchera directement dans la cavité pleurale. Dans le cas contraire, c'est dans le poumon ou dans les bronches que la tumeur hydatique finit par s'ouvrir.

Le plus souvent, c'est sans cause occasionnelle appréciable que survient l'ouverture du kyste hydatique du foie dans la plèvre. Dans l'observation de Monneret, rapportée par Davaine, c'est au milieu de la nuit, le malade étant au repos, que la rupture s'est produite. D'autres fois, c'est à l'occasion d'un effort ou d'un traumatisme qu'elle se produit. C'est ainsi que, dans une des observations rapportées par Cadet de Gassicourt, une malade rompit son kyste en soulevant un seau d'eau. Dans un cas de Frenger [1], la mort subite s'est produite à la suite de la rupture du kyste au cours d'exercices gymnastiques.

[1] Preuss, mil. arztl. Ztg. Berlin, 1862.

L'action du traumatisme sur la rupture du kyste hydatique peut aussi être indirecte, en provoquant la suppuration de la collection hydatique. Il est certain, en effet, qu'un kyste latent pour ainsi dire jusqu'à un moment donné peut, sous l'influence d'un coup, d'une chute, s'enflammer et suppurer. Dans ce cas le traumatisme ne fait que faciliter ou accélérer la rupture.

D'après M. le professeur Peter, ce n'est pas l'exagération de la distension qui fait rompre le kyste. La rupture a lieu par les progrès d'un processus ulcératif continu, qui fait suite à l'inflammation même du kyste. Si c'est la règle dans la majorité des cas, il faut admettre aussi que la distension puisse à elle seule produire la rupture soit spontanément, soit à l'occasion d'un effort. En effet, il y a des cas de rupture brusque, où le malade n'avait présenté aucun des symptômes de l'inflammation de la tumeur et où la plèvre fut trouvée remplie de vésicules et de liquide clair jaunâtre non suppuré.

Il serait intéressant dans ces cas de rechercher si le diaphragme présente des altérations hystologiques. L'extrême rareté des cas rend malheureusement difficile l'étude de cette partie de la question.

Dans d'autres cas enfin, on a expliqué la rupture de la poche kystique par sa communication avec les voies biliaires ; soit que l'arrivée de la bile ait provoqué de la distension, soit que des agents infectieux ou des gaz intestinaux aient pénétré par cette voie jusque dans le kyste. Raymondon[1] attribue même ce mécanisme à une variété de kystes, ceux dont l'évolution se fait dans les parties centrales du foie.

Pour résumer, nous croyons pouvoir ranger toutes ces causes en trois classes principales.

L'ouverture d'un kyste hydatique du foie dans la plèvre peut donc être attribuée :

[1] Raymondon ; Th. Paris, 1884.

2

1° A la *suppuration* du kyste : suppuration qui conduit à un travail inflammatoire et ulcératif du diaphragme et de ses feuillets séreux.

2° A la *distension* du kyste :

a) Par les progrès mêmes de la tumeur.

b) Par l'arrivée de la bile.

3° A la *compression* du kyste :

a) Par les efforts du malade.

b) Par un traumatisme, qui agirait directement ou par contre-coup sur la poche kystique.

Le plus souvent, ces causes n'agissent pas isolément, et quand survient la rupture, elle est due aux effets combinés de deux ou plusieurs d'entre elles.

ANATOMIE PATHOLOGIQUE

Notre travail étant limité à l'étude des kystes hydatiques du foie ouverts dans la plèvre, nous n'avons pas l'intention d'exposer ici l'anatomie pathologique des kystes hydatiques du foie en général. Nous décrirons seulement les altérations qu'on trouve à l'autopsie d'un sujet qui a succombé à l'ouverture d'un kyste hépatique dans la cavité pleurale.

Disons dès maintenant que c'est presque toujours avec la moitié droite de la cavité thoracique que communique le kyste du foie. Nous ne connaissons qu'une seule observation où la fistule ait existé entre le kyste et la plèvre gauche. Il s'agissait d'un double kyste hydatique suppuré du foie, ouvert dans les deux plèvres [1].

Les altérations de la plèvre que l'on observe à l'autopsie en général sont celles qu'on trouve habituellement dans toute pleurésie purulente. Les deux plèvres pariétale et viscérale circonscrivent une cavité plus ou moins grande, tapissée de fausses membranes d'épaisseur et de consistance variables. Les adhérences de la base du poumon au diaphragme, qui sont presque constantes, limitent l'épanchement et s'opposent au refoulement du poumon. La cavité est, en général, en dehors et en arrière du poumon. D'autres fois, il existe un épanchement enkysté de la base, lorsque le kyste s'est ouvert dans une cavité limitée par des adhérences.

Lorsque le liquide est en quantité considérable, le poumon est

[1] Perret; Th. Paris, 1807.

refoulé plus ou moins haut et s'applique contre la colonne vertébrale ; il est entouré d'une coque fibreuse, formée de fausses
membranes. La cavité est limitée en bas par le dôme diaphragmatique, qui est le plus souvent régulièrement convexe et uni,
non bosselé.

L'orifice qui fait communiquer la cavité du kyste hépatique
avec la cavité pleurale siège le plus souvent à la partie postéro-
externe du diaphragme, quelquefois à son centre. Il est généralement circulaire, d'un à trois centimètres de diamètre et plus.
Le plus souvent, son diamètre est insuffisant pour laisser passer
les vésicules hydatiques volumineuses et permettre l'évacuation
complète de l'abcès hépatique dans la plèvre, circonstance mal-
heureuse, comme nous le verrons, car elle a souvent rendu
inutile l'opération de l'empyème ; la poche hépatique n'étant pas
drainée, le malade succombe presque fatalement.

Dans l'observation de Clémot, les bords de l'orifice sont frangés et il a la largeur d'une pièce de cinq francs.

Le plus souvent, cette ouverture fait directement communiquer la cavité pleurale avec celle du kyste. D'autres fois, c'est
une véritable fistule à trajet plus ou moins long et tortueux,
creusée à travers les adhérences hépatico-diaphragmatiques.
Plus rarement encore, la communication a lieu au moyen d'une
petite cavité intermédiaire, circonscrite elle-même par des
fausses membranes, située entre le foie et le diaphragme.
C'est ce qui avait lieu dans l'observation de Rigaud et Villard.

Dans l'observation de Houël la base du poumon était adhérente en tous ses points à la surface supérieure du diaphragme ;
aussi la fistule hépato-pleurale était-elle tout à fait en dehors,
accolée à la face interne des côtes, un peu en dehors de leur
angle de torsion.

D'autres fois, après l'évacuation du kyste hépatique dans la plèvre, l'orifice diaphragmatique se cicatrise et s'oblitère, ce qui explique les cas où on a méconnu l'origine hépatique du kyste pleural.

La cavité pleurale contient du liquide et des débris d'hydatides ou des vésicules entières. Celles-ci peuvent être en très
grand nombre ; leur volume va de la grosseur d'une noisette,
d'une amande, à celle d'une orange. Dans l'observation de
Perret, la cavité pleurale était occupée par une hydatide du volume
d'une tête d'adulte.

La quantité du liquide varie beaucoup ; elle peut aller jusqu'à
6 à 7 litres, comme dans l'observation de Foucart. Dans celle de
Clémot, la plèvre en contenait 5 à 6 pintes.

Les caractères du liquide varient également d'une observation
à l'autre. Comme nous l'avons déjà dit, c'est presque toujours
un kyste suppuré qui s'ouvre dans la plèvre. On trouve donc
le plus souvent du liquide purulent ou séro-purulent. Mais il
est quelquefois assez clair et peut aller jusqu'à la limpidité et la
transparence parfaites du liquide hydatique. C'était le cas chez
le malade opéré par M. le professeur Forgue ; à l'ouverture de
la cavité pleurale, il sortit un liquide citrin, absolument limpide.
Nous avons retrouvé le fait dans quatre autres observations ;
celles de Cruveilhier, de Foucart, de Barrier et de Russel.

Il est extrêmement rare de trouver à l'autopsie le contenu
pleural non purulent. En effet, si le kyste hydatique du foie
s'ouvre dans la plèvre avant de suppurer, le liquide épanché
dans la plèvre ne tarde pas à s'infecter et à devenir purulent à
la suite d'une ponction ou de la production d'une fistule pleuro-
bronchique.

La coloration jaunâtre du liquide et des vésicules hydatiques
tient évidemment à la présence fréquente de la bile à l'intérieur
de la poche.

L'odeur du liquide pleural est souvent fétide et quelquefois
même stercorale. Cette odeur s'explique, comme le fait remarquer Peter, par la communication de la cavité kystique avec le
tube intestinal par l'intermédiaire du canal cholédoque [1]. Quand

[1] Soc. de méd. des hôp. de Paris, 1863.

le liquide est clair, il ne contient pas d'albumine : la chaleur et les acides ne le coagulent pas. Il est, au contraire, très riche en chlorures.

Lorsqu'il existe une communication entre la cavité pleurale et les bronches, on trouve une ou plusieurs fistules pleuro-bronchiques ; mais l'orifice est souvent si petit, qu'on n'arrive à le découvrir qu'en insufflant de l'air par les bronches.

La muqueuse bronchique est injectée et épaissie, ce qui est évidemment dû à l'action irritante du liquide purulent et souvent biliaire.

Le poumon a été trouvé le plus souvent sain. Dans certains cas, il contenait des tubercules et des foyers gangréneux.

SYMPTOMATOLOGIE

La succession des phénomènes observés nous a paru pouvoir être divisée en trois périodes : la première période ou latente, la deuxième période ou préparatoire et la troisième période ou des accidents thoraciques.

1. *Période latente.* — Cette période, qui est commune à tous les kystes hydatiques du foie, ne nous arrêtera pas longtemps. Nous nous bornerons à décrire dans quel état se présente généralement le malade avant l'apparition des phénomènes précurseurs de l'ouverture du kyste dans la cavité pleurale, phénomènes dont l'ensemble constitue la période préparatoire.

Dans ses leçons cliniques sur les maladies du foie, Murchison dit : « Le caractère latent de la tumeur hydatique du foie est un de ses principaux traits. Elle atteint souvent un grand volume sans causer ni douleur, ni malaise et souvent même sans que le patient ait conscience de sa présence [1] ».

Cela est surtout vrai pour les kystes qui nous intéressent ici, ceux du bord postérieur du foie et de la partie la plus élevée de sa face convexe.

On sait, en effet, que ces kystes s'accompagnent de peu de troubles fonctionnels : la tumeur parasitaire se développe silencieusement pendant une période très longue, sans donner lieu à d'autres symptômes que ceux qui résultent de son augmentation de volume progressive. Ces symptômes consistent en une sen-

[1] Murchison ; Leçons cliniques sur les maladies du foie. Trad. par J. Cyr, p.

sation de pesanteur à la région du foie; il y a quelquefois un état dispeptique, qu'il est le plus souvent impossible de rapporter à sa cause.

Sans avoir une valeur diagnostique considérable, ces symptômes fonctionnels ne sont pas sans intérêt pour le clinicien dans une maladie où les signes physiques font défaut pendant si longtemps.

Cette période latente peut quelquefois ne pas être dépassée, lorsque le kyste guérit. Sa durée varie beaucoup. Chez le malade de Vermorel, la tumeur existait depuis dix ans, lorsqu'apparurent les phénomènes qui traduisent la migration du kyste vers la cavité thoracique. Le plus souvent, c'est après une période de deux ou trois ans que les premiers symptômes s'accentuent et que d'autres commencent à apparaître qui attirent l'attention vers la région de l'hypocondre droit.

Mais si ce caractère de latence est exact pour les cas où la tumeur se développe lentement, combien d'exceptions ne rencontre-t-on pas, même en dehors des complications! La douleur est parfois le premier signe par lequel se traduit la présence d'un kyste hydatique de la face postérieure du foie. Elle siège dans la profondeur de la glande hépatique et s'irradie vers la région de l'épaule ; d'autres fois, elle se propage à toute la partie supérieure du dos.

Si on examine la région hépatique, on y voit quelquefois une légère dilatation ; mais le plus souvent c'est à la percussion qu'on découvre l'augmentation du volume du foie : la matité hépatique dépasse un peu les limites normales de l'organe, en haut et en bas. La fluctuation et le frémissement hydatique ne sont pas constatables à cette période.

L'état général du malade reste bon pendant toute cette période.

2. *Période préparatoire.* — Nous venons de voir que le kyste hydatique du foie peut se révéler pendant la première période par quelques symptômes même en dehors des complications.

Quand le kyste vient à suppurer, il se produit des troubles locaux et généraux beaucoup plus accusés. Mais tous ces symptômes se rattachent, en somme, uniquement au kyste du foie lui-même et n'ont aucune signification quant à son ouverture dans la plèvre.

En étudiant les observations relatives à l'ouverture des kystes hydatiques du foie dans la plèvre, on peut trouver presque toujours certains symptômes qui indiquent plus ou moins la marche progressive du kyste vers le thorax et qui pourraient faire redouter, prévoir une complication pleurale ou pulmonaire.

Ces symptômes précurseurs de l'ouverture du kyste hépatique dans la plèvre n'ont pas été décrits à part : on en a rattaché une partie au tableau symptomatique de la suppuration du kyste hydatique du foie, on en a décrit une autre avec les troubles résultant de l'augmentation de volume de la tumeur. Il nous a paru possible de les grouper ensemble comme phénomènes précurseurs marquant la période préparatoire des accidents thoraciques.

Au chapitre de l'anatomie pathologique nous avons dit que l'ouverture du kyste dans la plèvre était précédée d'un travail inflammatoire qui avait pour effet de provoquer l'adhérence de la face convexe du foie au diaphragme et celle de ce muscle à la base du poumon. Ce travail inflammatoire ne se fait pas sans donner lieu à quelques phénomènes appréciables.

Les phénomènes douloureux méritent une attention particulière. Le malade accuse une douleur continuelle du côté droit de la poitrine. Cette douleur présente des caractères spéciaux ; ce n'est plus la douleur profonde localisée dans la glande hépatique qui traduit la présence du kyste hydatique dans le foie. Elle se présente sous forme de tiraillement douloureux, siégeant au niveau des attaches musculaires du diaphragme, s'exaspérant à chaque mouvement respiratoire. Elle entraîne une immobilité de la base de la poitrine dont la conséquence est que la respiration se fait d'après le type costal supérieur. Cette douleur présente quelques irradiations qui vont se faire dans la sphère d'action du nerf phrénique.

M. le professeur Peter, qui a le premier signalé ces manifestations douloureuses, explique leur raison d'être par la propagation de l'inflammation au nerf phrénique[1]. En effet, certains malades accusent une douleur vive à la pression de ce nerf derrière la clavicule.

A ces phénomènes douloureux s'ajoute un certain degré d'essoufflement. En effet, les malades racontent toujours avoir été très oppressés pendant un temps plus ou moins long avant la crise qui marque la rupture de leur kyste dans la plèvre. D'autres malades ont présenté de véritables crises douloureuses, avec point de côté et dyspnée ou toux.

La toux est un autre signe très important et presque constant. C'est une toux opiniâtre, venant par quintes et ne s'accompagnant pas d'expectoration.

Perret[2] insiste sur l'importance du hoquet comme signe précurseur de la complication pleurale. Il cite un malade, dont il rapporte l'histoire, qui fut pris quelques jours avant l'ouverture de son kyste dans la plèvre par un hoquet horriblement pénible, qui dura plus de huit jours et qu'aucun des moyens que l'on préconise pour faire cesser ce phénomène n'a pu réussir à arrêter. Nous n'avons trouvé le hoquet dans aucune autre observation d'ouverture de kyste hydatique du foie dans la plèvre.

L'ictère n'est pas rare pendant cette période, même dans les kystes du bord postérieur et de la face convexe du foie. Pour Murchison il serait exceptionnel, mais nous l'avons trouvé dans 9 sur 30 observations de kyste du foie ouvert dans la plèvre. Perret a trouvé à peu près la même proportion : l'ictère existait dans 5 des 17 observations de kyste hydatique suppuré du foie

[1] Soc. méd. d. hôp., 23 sept. 1860.
[2] Perret, Thèse de Paris, 1896.

ouvert dans la plèvre. Donc l'ictère existe dans 1/3 des cas. Dans certains cas il est explicable par le passage d'une vésicule hydatique dans une des grosses voies biliaires, et coïncide alors avec des crises analogues à des coliques hépatiques. D'autres fois, il est produit par rétention, les voies d'excrétion biliaire se trouvant comprimées. Enfin il peut être dû à une angiocholite.

Le travail inflammatoire, qui se passe du côté du diaphragme et de la plèvre, se traduit souvent par des poussées fébriles. Lorsque le kyste du foie suppure avant de s'ouvrir dans la plèvre, les accès de fièvre sont constants et présentent des caractères spéciaux, sur lesquels nous ne pouvons insister ici. Dans un cas (obs. Perrot), le kyste était arrivé à suppuration sans que le malade ait présenté à aucun moment d'accidents fébriles.

A côté de ces symptômes, l'on peut observer quelques signes physiques qui ont une certaine valeur diagnostique. Parmi ces signes, l'augmentation de volume du foie mérite de fixer l'attention du clinicien. On constate une dilatation très prononcée de la base droite du thorax. Les dernières côtes sont soulevées et projetées au dehors, on voit une voussure très accentuée du thorax à ce niveau. A la percussion, on constate que le foie déborde considérablement les fausses côtes, et qu'il envahit en haut la cavité thoracique. La matité remonte très haut, jusqu'au niveau du mamelon et présente la forme d'une courbe à convexité supérieure. Les vibrations thoraciques et le murmure vésiculaire n'existent pas dans toute l'étendue de la matité.

L'état général du malade peut rester bon pendant cette période, mais le plus souvent il devient mauvais, et surtout quand la suppuration s'empare du kyste.

Nous avons un peu longuement insisté sur les phénomènes dont l'ensemble constitue la période préparatoire qui précède la rupture du kyste dans la plèvre, parce qu'ils ont quelque valeur diagnostique, quand ils existent, et nous paraissent mériter une attention spéciale.

Mais, empressons-nous de le dire, ces symptômes précurseurs peuvent être incomplets ou même manquer complètement. Nous voyons, par exemple, dans l'observation de Clémot, le malade être pris, en pleine santé, de crises de suffocation et de point de côté ; il entre à l'hôpital et meurt asphyxié le lendemain soir.

Il semble même qu'il y ait une relation entre la durée de la période préparatoire et la gravité immédiate des accidents qui accompagnent la rupture du kyste dans la plèvre. En effet, plus la période préparatoire est longue, plus la cavité pleurale et le poumon sont pour ainsi dire préparés à supporter le choc qui résulte de la pénétration du liquide kystique.

3. *Période des accidents thoraciques.* — Les accidents qui vont accompagner l'ouverture du kyste dans la cavité pleurale, sont beaucoup mieux connus.

La plupart des auteurs ont insisté sur la brusquerie et la violence du début. D'après les observations que nous avons recueillies, on voit que le fait est vrai dans la majorité des cas, mais d'autres fois les phénomènes qui traduisent la rupture du diaphragme et l'épanchement du kyste dans la plèvre, tout en restant aigus, sont moins accusés. Il y a des cas même, où on ne retrouve pas dans l'histoire du malade le moment précis où s'est faite la rupture. Cette atténuation tient probablement à ce que dans ces derniers cas la perforation est trop petite pour permettre l'irruption brusque du liquide et des membranes hydatiques dans la cavité pleurale et à ce que le refoulement du poumon n'est pas aussi considérable à cause des adhérences plus étendues entre sa base et le diaphragme.

On voit quelquefois même se produire chez un même malade, à intervalles plus ou moins longs, plusieurs crises analogues à celle qui accompagne la rupture du kyste. Cela tient probablement à l'interposition d'une vésicule hydatique, dans l'orifice accidentel du diaphragme, qui interrompt pendant un certain temps l'écoulement du contenu du kyste dans la cavité pleurale.

A part cette différence dans l'intensité des phénomènes, le tableau symptomatique est toujours le même. Il est constitué principalement par des manifestations douloureuses et dyspnéiques.

Le malade est pris subitement d'une douleur déchirante vers le côté droit de la poitrine, qui se propage quelquefois vers les régions épigastrique ou ombilicale. Cette douleur s'accompagne d'une anxiété excessive, d'une sensation d'angoisse, d'une dyspnée, qui va jusqu'à l'étouffement. La respiration devient fréquente, courte et pénible. La face devient pâle, se couvre de sueur, et il y a tendance à la syncope. Celle-ci survient quelquefois et se termine par la mort. Ce sont là les cas où la marche est foudroyante, le malade meurt pour ainsi dire asphyxié (Observation Clémot).

Mais cette rapidité de la marche n'est pas la règle. Dans l'observation de Peter, la mort est survenue six jours après le début des accidents, dans celle de Fouquier treize jours, dans celle de Monneret un mois.

L'évolution de ces phénomènes conduit toujours vers la mort. La guérison ne peut être obtenue qu'au prix d'un traitement chirurgical bien appliqué et surtout par l'intervention immédiate.

Lorsque la terminaison fatale ne suit pas de très près l'éclosion des accidents, il y a à étudier les signes physiques, les symptômes généraux et la marche de l'affection.

Les signes physiques sont ceux d'un épanchement pleural surajouté au kyste hydatique du foie. La base droite de la poitrine est élargie ; les espaces intercostaux sont effacés. On constate l'immobilité de la cage thoracique du côté droit. La matité et les vibrations thoraciques suivent les mêmes lois que pour n'importe quel épanchement de liquide dans la plèvre. Dans l'observation de MM. Gibert et Jeanbrau la matité commençait en avant au niveau du mamelon et descendait sur la ligne mamelonnaire à quatre travers de doigt au-dessous des fausses côtes. Au sommet il y avait submatité et exagération des vibrations. En arrière, du même côté, la matité s'étendait sur toute la hauteur du poumon.

Foucart et Moutard-Martin signalent une matité complète et absence de vibrations dans tout le côté droit de la poitrine, en avant et en arrière. Il existe quelquefois du son skodique au sommet.

A l'auscultation, l'obscurité respiratoire est à peu près complète dans la zone de matité. Il existe souvent du souffle bronchique et de l'égophonie. Le médiastin peut être refoulé à gauche. Dans l'observation de Moutard-Martin, la pointe du cœur battait sous l'aisselle.

Quelquefois on trouve les vibrations à peine diminuées et le bruit respiratoire conservé dans toute l'étendue du poumon du côté malade. On l'a expliqué par le nombre très considérable de vésicules et la quantité relativement petite de liquide.

La toux n'est pas constante, mais, quand elle existe, elle apparaît dès le début de l'accident ou quelques heures après, et survient par quintes.

L'état général du malade s'aggrave, le pouls devient fréquent, le malade maigrit, la diarrhée peut survenir, et la mort arrive au bout d'un temps variable, par les progrès mêmes de la fièvre hectique ou à la suite d'une complication.

Le malade opéré par M. le professeur Forgue présentait avant l'opération un état général très mauvais, quoique le contenu de la plèvre n'était pas arrivé à suppurer. De 70 kilogs, son poids habituel, il était tombé à 54 kilogs.

La suppuration du contenu pleural peut se produire spontanément ou à la suite d'une ponction. Souvent aussi, c'est après la production d'une fistule pleuro-bronchique que l'épanchement, jusques-là séreux, devient purulent. L'ensemble des symptômes est celui d'une pleurésie purulente.

La perforation pulmonaire est une complication assez fréquente ; nous l'avons trouvée 10 fois sur 34 observations de kyste hydatique du foie ouvert dans la plèvre. Son mode d'apparition diffère, suivant que la pénétration du liquide dans les voies aériennes se fait brusquement ou lentement.

Quand la communication se fait avec quelque bronche d'assez gros calibre, le début des accidents est aigu. Le malade ressent une douleur brusque, une sensation de déchirure dans la poitrine ; il est pris d'une angoisse extrême avec tendance à la syncope. Puis, tout à coup, au milieu d'une toux convulsive, arrive une grosse vomique, donnant issue à des flots d'un liquide parfois clair et teinté de jaune, le plus souvent purulent, mêlé d'écume et de mucosités bronchiques.

Quand la communication entre la plèvre et les bronches est petite, le tableau est moins dramatique. Après des phénomènes d'oppression et de douleurs, on voit survenir une expectoration plus ou moins abondante, plus ou moins prolongée.

La coloration du liquide varie du jaune au vert ; elle est due à la présence d'une certaine quantité de bile. Son odeur est fade, très souvent gangréneuse. Les malades lui trouvent une saveur amère, répugnante.

Contrairement à ce qu'on trouve signalé dans tous les auteurs, le liquide expectoré peut contenir des lambeaux d'hydatides et même de petites vésicules entières. Ce fait, qui est la règle quand le kyste hépatique communique directement avec les bronches, est très rare en cas de fistule pleuro-bronchique. Nous ne le trouvons noté dans aucune de nos nombreuses observations, sauf dans celle de MM. Gibert et Jeanbrau.

La quantité de liquide rejeté par les vomiques varie. La malade de Bourdon vomit deux bassins de pus verdâtre. Le malade de Pelletant remplit six crachoirs en quelques heures.

La pénétration de l'air dans la plèvre, qui accompagne très souvent la production de fistule pleuro-bronchique, modifie les signes physiques ; on constate alors tous les signes du pyo-pneumothorax.

La perforation pulmonaire peut amener la mort subite par suffocation ; comme c'était le cas dans l'observation de Cru-veilhier et dans celle de Foucart.

Mais, même en dehors de la mort par suffocation, qu'elle peut causer, la fistule pleuro-bronchique est une complication grave, parce qu'elle ouvre une porte d'entrée aux agents infectieux et que le plus souvent elle ne permet qu'une évacuation incomplète du contenu pleural.

DIAGNOSTIC

Dans sa thèse, Cadet de Gassicourt s'exprime ainsi :

« 1° Pour diagnostiquer la rupture d'un kyste hydatique du foie dans la cavité pleurale, il faut avant tout avoir diagnostiqué ce kyste dans le foie ;

2° Si le kyste du foie n'a pu être reconnu, la douleur vive qui coïncide avec la rupture du kyste dans la plèvre et la perforation du diaphragme peut faire soupçonner, mais non affirmer cette rupture ».

Nous avons vu que les kystes hydatiques du foie, surtout ceux du bord postérieur et de la face convexe, restent latents pendant une longue période et ne se révèlent qu'au moment où éclate une complication ; souvent même, leur diagnostic n'est fait qu'à l'autopsie. Nous ne connaissons que trois cas, où le diagnostic de kyste hydatique du foie avait été posé avant son ouverture dans la plèvre (Obs. III, obs. XV, obs. XVII).

Voyons quels sont les éléments qui pourront aider à faire le diagnostic, au moment où un kyste hépatique vient de s'ouvrir dans la plèvre ?

Nous avons vu que Cadet de Gassicourt considérait que la douleur vive qui accompagne la rupture peut faire soupçonner mais non affirmer cette rupture. En effet, une douleur très vive, à l'hypocondre droit, se propageant jusqu'à l'épaule correspondante, avec les signes d'un épanchement, peut faire croire à une pleurésie. Mais la douleur, qui accompagne la rupture du kyste, survient généralement d'une façon beaucoup plus brusque; puis

3

parvient tout d'un coup brutalement à son maximum d'intensité; et au lieu de succéder au frisson, comme dans la pleurésie, elle le précède en général. C'est elle qui ouvre la scène. Enfin, l'examen attentif des autres phénomènes qui pourraient être observés du côté du foie, les commémoratifs et les antécédents faciliteront le diagnostic.

Si l'on se trouve en présence des signes de la pleurésie purulente et lorsque rien dans les antécédents, dans l'étiologie, ne peut expliquer l'apparition de cette pleurésie, on pensera à un kyste hydatique suppuré du foie ouvert dans la plèvre. Si le malade a ressenti depuis longtemps des douleurs dans l'hypocondre droit; s'il a remarqué par hasard un gonflement de la région; s'il est possible de constater une hypertrophie peu régulière du foie, ou seulement un abaissement non en rapport avec l'abondance de l'épanchement pleurétique seul, si le malade a eu déjà des kystes hydatiques, le diagnostic sera encore rendu plus probable.

Malgré tous ces caractères différentiels, il arrive souvent que le praticien se trompe. Une observation de Moutard-Martin montre combien les difficultés sont parfois excessives. Le Dr R... est atteint, en 1870, d'hémoptysies répétées qui font craindre le début d'une phtisie; puis ces accidents s'amendent et disparaissent jusqu'au mois d'octobre 1871. A cette époque, point de côté, frottement à la base de la poitrine, on diagnostique une pleurésie. L'état général s'aggrave, ce qui fait penser à la probabilité d'une pleurésie purulente. Bientôt se manifestent les signes d'un pneumothorax, et ce n'est qu'au mois d'avril 1872 que l'on constate la présence d'un kyste hydatique suppuré du foie communiquant avec la plèvre et les bronches.

Lorsque l'on voit, pour la première fois, le malade après que le kyste a envahi la plèvre, une nouvelle cause d'obscurité vient s'ajouter aux autres: le kyste est plus ou moins vidé et le foie a pu remonter à sa place, de sorte que l'on ne peut plus con-

stater son abaissement. On peut alors se croire en présence
d'une pleurésie purulente pure, comme le démontre l'observation de Moutard-Martin.

La ponction n'aidera pas toujours le diagnostic ; très souvent,
en effet, il ne sort pas de liquide, ou bien s'il en sort il ne contient pas de crochets. Il peut arriver aussi qu'on ponctionne le
foie, croyant tomber dans la plèvre (Obs. Oulmont). Mais la
ponction exploratrice n'est pas sans dangers, parmi lesquels la
mort subite par suffocation a été signalée. Abstraction faite des
dangers, la ponction exploratrice a un inconvénient sérieux,
c'est de provoquer souvent la suppuration de l'épanchement
pleurétique.

Lorsqu'il y a de véritables vomiques et que le liquide rejeté
contient des hydatides, le diagnostic est assuré. Mais ces cas
sont très rares. Le plus souvent, l'expectoration est uniquement
purulente et les signes fournis par l'auscultation et la percussion n'éclaircissent pas davantage le diagnostic étiologique.
Ce sera alors la présence de la bile dans le liquide, qu'il faudra
rechercher. Quand il présente une coloration jaune ou verdâtre, le
doute est levé ; dans le cas contraire, c'est à l'examen chimique
qu'il faut s'adresser. L'examen microscopique peut enfin nous
démontrer l'origine hydatique du liquide, s'il nous révèle les
crochets caractéristiques.

L'absence de signes cavitaires dans le poumon, l'absence
d'hémoptysies, jointes à l'abaissement du foie, à une augmentation notable de la matité hépatique écarteront la probabilité d'un
kyste hydatique du poumon. La présence de la bile dans
l'expectoration a une grande valeur pour affirmer l'origine hépatique du kyste, dans le cas où le malade n'a aucun symptôme
morbide relevant de l'état de son foie.

Un signe très important, qui permet, quand il existe, de reconnaître l'origine hépatique du liquide, et sur lequel Trousseau a
beaucoup insisté, c'est l'odeur extrêmement fétide ou stercorale

de l'expectoration, odeur qui s'explique par la communication du kyste du foie avec le tube intestinal par l'intermédiaire des voies biliaires.

Les abcès du foie, dits abcès tropicaux, qui, eux aussi, ont la tendance à s'ouvrir dans la plèvre, peuvent également induire en erreur. Dans ce cas, le diagnostic doit reposer entièrement sur les antécédents du malade et la marche de l'affection. Les phénomènes gastro-intestinaux et la fièvre sont habituels dans ces abcès, tandis qu'ils sont beaucoup plus rares et surtout moins prononcés dans les kystes hydatiques. Puis on s'enquerra si le malade n'a pas été dans les conditions où d'habitude se développent les abcès tropicaux et s'il n'a jamais eu la dysenterie.

PRONOSTIC

Au sujet du pronostic de l'ouverture du kyste hydatique du foie dans la plèvre, Murchison dit : « Lorsque le contenu de la tumeur se vide à travers une ouverture du diaphragme dans la plèvre, il en résulte une pleurésie aiguë et presque invariablement mortelle ».

En effet, abandonnée à elle-même, l'affection a une tendance vers un dénouement fatal.

Parmi les 34 observations que nous avons pu réunir, 28 cas se sont terminés par la mort ; dans les 6 autres cas, la guérison a été obtenue au prix d'une intervention chirurgicale énergique.

La mort survient par asphyxie ou par pleurésie purulente.

Nous avons vu que, dans quelques cas, la rupture brusque du kyste hépatique dans la plèvre a été le dernier accident d'une longue maladie. La mort est subite, ou bien le malade succombe au progrès de la dyspnée et de l'asphyxie, un temps parfois fort court, quelques heures ou quelques jours après l'accident.

D'autres fois, après cette crise extrêmement grave qui accompagne l'ouverture du kyste dans la plèvre, les accidents suraigus disparaissent, mais le malade succombe aux progrès de l'infection.

La gravité de l'état général et les lésions du poumon opposé assombrissent considérablement le pronostic.

La production d'une fistule pleuro-bronchique est loin de rendre plus bénin le pronostic. Elle constitue un mode défectueux d'évacuation et augmente les chances d'infection. L'altéra-

tion des sécrétions bronchiques peut créer cette sorte de septicé-
mie qui tôt ou tard finit par emporter les sujets atteints d'ectasie
bronchique. Une vomique peut encore amener la mort par suffocation.

Toutefois, il ne faut pas non plus trop assombrir le pronostic.
La thérapeutique a fait, dans ces dernières années, assez de
progrès pour qu'on ait de sérieuses chances de guérir. La guérison obtenue par M. le professeur Forgue, la rapidité avec
laquelle elle a suivi l'opération, même chez un malade cachec-
tique, et les quelques autres cas de guérison, permettent de
prononcer aujourd'hui un pronostic moins sombre.

TRAITEMENT

La conduite à tenir dans le cas d'un kyste hydatique du foie ouvert dans la cavité pleurale n'est plus discutable aujourd'hui. On n'essaiera plus les ponctions simples ou suivies d'injections médicamenteuses ou autres.

Les quelques cas de guérison que nous possédons sont dus à une intervention active et précoce.

L'indication immédiate qui se pose, dès que la nature de la lésion est reconnue, est la même que dans les pleurésies purulentes : évacuer et supprimer au plus tôt le foyer. En effet, les observations nous montrent que le liquide kystique épanché dans la plèvre, même quand il n'est pas purulent, ne tarde pas à le devenir soit spontanément par suppuration de la poche hépatique, soit à la suite d'une perforation pulmonaire et la production d'un pneumothorax.

Il s'agit donc de vider la plèvre le plus tôt possible et d'assurer, par un bon drainage, l'élimination des débris hydatiques restés encore dans sa cavité ou dans celle du foyer hépatique ; du même coup on évitera la production d'une fistule bronchique et l'infection de la cavité séreuse. Quel est le meilleur procédé pour atteindre ce but ?

L'opération de l'empyème par incision simple, à laquelle Moutard-Martin doit ses trois cas de guérison, semble aujourd'hui une opération tout à fait insuffisante. En effet cette opération n'est pas aussi radicale qu'on veut le croire, car l'incision, même aussi large qu'on la suppose faite, ne permet que de vider, de laver et de panser la cavité pleurale, mais elle est complètement insuffisante pour le traitement du kyste hydatique du foie concomitant. Dans les cas où l'empyème avait été pratiqué et qui se terminèrent par la mort, à l'autopsie la cavité pleurale fut trouvée vide, mais le kyste hydatique du lobe droit du foie sous-jacent faisait encore hernie dans la cavité pleurale (Obs. Perret). Il suffit d'une seule membrane ou d'un petit kyste non ouvert, pour venir boucher immédiatement l'orifice diaphragmatique.

Le perfectionnement de la technique opératoire jointe à l'application de l'asepsie fait aujourd'hui de la thoracotomie avec résection costale primitive l'opération de choix. Le cas de guérison qui a été le point de départ de notre travail démontre les excellents résultats qu'a donnés cette opération entre les mains de M. le professeur Forgue. Le manuel opératoire ne nous arrêtera pas ; il est décrit dans l'observation I, si bien prise par MM. Gibert et Jeanbrau. Nous indiquerons seulement les avantages de l'opération.

La large ouverture que crée la résection étendue de plusieurs côtes permet l'évacuation complète du liquide et des vésicules contenues dans la plèvre. En introduisant plusieurs doigts ou la main dans la cavité, on s'assure qu'il n'y reste rien, on explore ses parois et on se rend compte s'il existe des diverticules. L'examen de la plèvre viscérale est facile et on parvient souvent à découvrir l'orifice pleuro-pulmonaire, quand il existe. Enfin, avantage de la plus grande valeur, la poche une fois vidée, le diaphragme vient bomber devant l'ouverture thoracique et on peut apercevoir la fistule du diaphragme, l'agrandir en cas de besoin et la drainer. Si on ne trouve pas d'orifice fistuleux, l'incision large de ce muscle, amenant l'ouverture du kyste hépatique est sans grand danger. En effet, les adhérences entre la face supérieure du foie et le diaphragme sont une règle presque absolue dans l'histoire de l'affection qui nous occupe.

La résection costale primitive nous paraît donc indispensable dans le traitement du kyste hydatique du foie ouvert dans la plèvre. Elle a fait déjà sa preuve dans le cas d'empyème pour pleurésie purulente.

Romberg, qui publie une statistique très favorable à la résection costale primitive, dit que c'est, à l'heure actuelle, le meilleur traitement de la pleurésie purulente : sur 49 cas il a obtenu 46 guérisons (Berl. klin. Wochenschrift, juin 1890). M. Delagenière pense que, pour drainer et désinfecter la plèvre, il faut réséquer les 6me, 7me, 8me et 9me côtes. Au Congrès de chirurgie de 1888 Thiriar disait : « Il vaut mieux réséquer deux côtes de trop qu'une de moins ».

Dans l'observation de MM. Gibert et Jeanbrau nous voyons que M. le professeur Forgue a réséqué 10 centimètres des 8°, 9° et 10° côtes ; la guérison a été parfaite. La fistule n'a pas persisté longtemps ; à sa place s'est formée une cicatrice fibreuse résistante. Les lavages de la cavité pleurale ont été faits à l'eau oxygénée au dixième.

Les liquides les plus employés aujourd'hui sont une solution boriquée à 4 %, ou bien une solution de chlorure de zinc à 1 % injectées tièdes. Külln emploie avec succès des solutions d'acide salicylique variant de 1 à 3,50 p. 1000 (Bull. gén. de thérap., 1891). Jonnesco se sert simplement de l'eau bouillie, tout en faisant de temps à autre une injection au sublimé à 1/2000 (Th. G. Carpatiano).

Il y a des cas où le kyste hépatique doit être opéré par la voie abdominale. C'était le cas de Robinson (Brit. Med. j., 1890). Il s'agissait d'un énorme kyste hydatique du foie qui avait rempli presque toute la cavité abdominale et s'était ouvert dans la plèvre. Robinson ouvrit le kyste par la voie abdominale, put pénétrer avec sa main à travers l'orifice du diaphragme jusque derrière la clavicule ; il mit un long drain dans la cavité pleurale et un autre dans le cul-de-sac de Douglas. La malade guérit. Robinson fait remarquer qu'il eût pratiqué une contre-

ouverture dans la paroi thoracique, si des phénomènes infectieux graves étaient venus à se produire.

Cela fut réalisé par Spencer (*Brit. Med. j.*, 1896), chez une
jeune fille de 20 ans, qu'il croyait atteinte d'empyème. Lorsqu'il
ouvrit la plèvre, il la trouva remplie d'hydatides. Le lobe droit
du foie contenait un kyste qui fut opéré par la cavité thoracique.
Un autre kyste, situé à la face inférieure du foie, fut ouvert par
la voie abdominale, et il fut pratiqué une communication entre
la cavité pleurale et ce dernier kyste.

CONCLUSIONS

I. L'ouverture de kystes hydatiques du foie dans la cavité pleurale n'est pas aussi rare que pourraient le faire croire les quelques observations que contient la littérature médicale.

L'origine hépatique des kystes hydatiques pleuraux est souvent méconnue, à cause de la latence de leur période abdominale et de la tendance qu'a le foie d'évacuer complètement ce produit parasitaire dans la cavité pleurale.

II. L'ouverture du kyste hydatique du foie dans la plèvre peut être causée :

1° Par la suppuration du kyste, conduisant à un travail inflammatoire et ulcératif du diaphragme et de ses feuillets séreux ;

2° Par distension du kyste : soit par les progrès mêmes de la tumeur, soit par l'arrivée de la bile ;

3° Par compression du kyste : soit par les efforts du malade, soit par un traumatisme qui agirait directement ou par contre-coup sur la poche kystique.

La rupture est due, en général, aux effets combinés de deux ou plusieurs de ces causes.

III. Le travail inflammatoire qui amène la rupture du kyste se traduit souvent par une série de symptômes dont l'ensemble constitue la période préparatoire.

IV. Le diagnostic de l'ouverture du kyste hydatique dans la plèvre est très difficile, lorsque la tumeur hépatique n'a pas été reconnue avant la production de cette complication.

V. Son pronostic est très grave ; la mort est fatale si la maladie est abandonnée à elle-même. Convenablement traitée, elle peut guérir.

VI. Son traitement est entièrement du domaine de la chirurgie. La thoracotomie, avec large résection costale, est l'opération de choix ; elle permet l'évacuation complète de la plèvre et le drainage du kyste hépatique sous-jacent.

OBSERVATIONS

1° Cas de Guérison

Première Observation

(Recueillie par MM. Gibert et Jeanbrau ; Gaz. des hôp., 25 janvier 1900).

Kyste hydatique de la plèvre d'origine hépatique. — Vomiques. — Résection des huitième, neuvième et dixième côtes ; évacuation de la plèvre. — Guérison.

Osmin V..., 32 ans, boucher, entre le 8 mai, salle Fouquet, dans le service de M. le professeur Grasset, pour une pleurésie droite.

Antécédents héréditaires sans intérêt.

Antécédents personnels. — Santé habituelle excellente. En 1888, rhumatisme polyarticulaire qui l'immobilisa quelques semaines au lit. Depuis cette première atteinte, le malade ressent tous les ans, en hiver, des douleurs rhumatoïdes dans les épaules. Pas de stigmates de syphilis. Pas d'habitudes d'éthylisme.

Maladie actuelle. — Il était en pleine santé, lorsqu'en janvier 1899, il fut pris brusquement d'une petite toux sèche et quinteuse.

Le Dr Coustan, appelé auprès du malade, porte le diagnostic de : bronchite grippale avec localisation pleurétique à la base droite, sans épanchement.

En mars, sans être complètement guéri, avec une douleur persistante dans le côté droit, le malade reprend ses occupations.

Le 8 avril, il va consulter M. le professeur Grasset, qui pose le diagnostic : maladie de Laënnec (spécialement plèvre droite à la base et sommet gauche); probablement adénopathie trachéo-bronchique.

L'état du malade reste stationnaire, la toux et la douleur dans le côté droit persistent toujours, sans le moindre phénomène digestif, lorsque brusquement, à la fin du mois d'avril, cet homme a une vomique. Il rejette à flots par la bouche un liquide jaune, puriforme sanguinolent, avec des lambeaux « de peaux épaisses et consistantes ». A partir de ce moment, il crache beaucoup et présente de nouvelles vomiques, mais bien moins abondantes que la première.

En même temps, le malade s'affaiblit et maigrit. De 70 kilogr., son poids habituel, il tombe à 54 kilogr.

Etat actuel le 10 mai 1899. — Le malade, très amaigri, les pommettes teintées, les angles nettement hippocratiques, a l'aspect d'un tuberculeux.

L'examen du thorax donne les résultats suivants : en avant et à droite, submatité au sommet, exagération des vibrations thoraciques, probablement par tassement pulmonaire. La matité hépatique commence au niveau du mamelon et descend, sur la ligne mamelonnaire, à quatre travers de doigt au-dessous des fausses côtes. Dans toute cette zone de matité, la pression est douloureuse.

En arrière, du même côté, matité sur toute la hauteur du poumon, absence complète de vibrations, obscurité respiratoire. A deux travers de doigt environ au-dessous de l'angle de l'omoplate, souffle rude, nombreux râles à timbre métallique, bronchophonie. On ne perçoit pas d'égophonie, ni de pectoriloquie aphone.

L'examen du côté gauche ne décèle rien d'anormal.

La température oscille matin et soir entre 38 degrés et 38°5.

Le diagnostic qu'il est permis de porter, jusqu'à vérification de nature de l'expectoration, est : pleurésie purulente avec fistule bronchique.

Le 13 mai, après un accès de fièvre élevé, avec frisson intense et prolongé, le malade crache une certaine quantité de poches hydatiques de volume varié, colorées en jaune. Ces poches nagent dans un liquide nettement purulent.

L'analyse chimique permet de reconnaître que la teinte jaune des vésicules hydatiques est due à la présence de bile.

Dès ce moment, le diagnostic s'impose : il s'agit d'un kyste hydatique du foie ouvert dans la plèvre droite et qui s'évacue par les bronches.

Le 15 mai, le malade est soumis à l'examen de M. le professeur Forgue, qui propose l'intervention chirurgicale, immédiatement acceptée.

Opération le 17 mai par M. le professeur Forgue.
Chloroforme.

M. Forgue fait, sur le côté droit du thorax, une longue incision en U, circonscrivant un lambeau cutanéo-musculaire ayant la superficie des deux mains ; ce lambeau, rapidement décollé et fortement relevé par deux pinces à abaissement, fixées à ses angles inférieurs. Résection rapide de 10 centim. des huitième, neuvième et dixième côtes. La plèvre pariétale, qui bombe avec force dans la plaie à chaque aspiration, est ponctionnée au trocart n° 2 de l'aspirateur Potain ; il s'écoule un jet de liquide citrin, absolument limpide. M. Forgue ouvre alors largement la plèvre d'un bout à l'autre de la plaie, suivant la direction des côtes ; deux valves vaginales de Segond écartent les lèvres de l'incision pleurale, et exposent, dans une cavité de pleurésie enkystée, une énorme masse de vésicules blanchâtres agglomérées, de grosseur variée. M. Forgue enlève à pleines mains ces vésicules à paroi friable, que le doigt déchire au moindre contact, et vide en quelques secondes une grande cavité qui apparaît limitée : en bas, par le dôme diaphragmatique qui est uni, régulièrement convexe, non bosselé et sur lequel on ne voit pas d'orifice fistuleux, en haut par la plèvre viscérale tapissant la face inférieure du poumon. A la partie interne, entre le poumon et le diaphragme, existe une énorme adhérence charnue, grosse comme les deux pouces, que M. Forgue désinsère du diaphragme sans qu'il se produise d'hémorragie.

En aucun point on ne trouve de trace de pus. Les vésicules sont d'un blanc hyalin et contiennent un liquide légèrement citrin, probablement à cause d'une faible proportion de pigments biliaires. On ne parvient pas à trouver l'orifice pleuro-pulmonaire.

On introduit deux gros drains qui sont enfoncés dans la partie profonde de la cavité et on rabat le volet musculo-cutané. A ce moment, le malade, qui ne respire plus de chloroforme depuis quelques minutes, fait de violents efforts de toux et les assistants perçoivent un bruit de soufflet intense dans la région opératoire : la fistule pleuro-pulmonaire s'est peut-être ouverte sous l'influence des manœuvres opératoires, ou bien il s'est produit une fissure dans la paroi de la cavité enkystée, d'où pneumothorax partiel... Aussitôt, le malade crache quelques hydatides teintées en jaune, absolument semblables à celle de sa vomique du 13 mai, et comparables à des « grains de raisin mâchés », suivant l'expression classique.

On suture le volet musculo-cutané au crin de Florence et on applique un pansement compressif maintenu par un large bandage de corps.

Suites opératoires. — Les suites sont excellentes. Le malade se réveille rapidement et se sent très soulagé. Ni vomissements, ni dyspnée dans les heures qui suivent ; mais des quintes de toux sèche et pénible secouent le malade tous les quarts d'heure.

Inhalation d'oxygène. Julep morphiné à 5 centigr.

Temp. soir, 38°8 ; pouls 90, régulier et vibrant.

18 mai. La nuit a été mauvaise : le malade est fatigué par une toux quinteuse qui n'est pas suivie d'expectoration. On donne immédiatement une potion expectoratrice avec 20 centigr. de kermès.

Temp. mat., 37°4 ; pouls 88.

Temp. soir, 37°5 ; pouls 92. Champagne glacé, julep morphiné, inhalations d'oxygène.

Le pansement est mouillé. On enlève les couches superficielles sans toucher à la gaze qui enveloppe les drains.

20. Le malade se sent bien : son faciès est meilleur. Il respire facilement et sans douleur. La toux est encore fréquente, mais bien moins pénible.

Temp. mat., 36°7.

Temp. soir, 37 degrés.

21. Temp. mat., 36°6.

Le pansement est entièrement traversé par le liquide pleural. La gaze est imbibée d'un pus très fluide, sans odeur : le soir, la température monte à 30 degrés.

22. Le kermès ne facilite plus l'expectoration et le malade continue à tousser sans cracher. On lui donne une potion avec :

Ipeca	1	gramme.
Écorces d'oranges	4	—
Sirop diacode	30	—
Eau pour infusion	90	—

L'expectoration se produit dès que le malade prend les premières cuillerées de sa potion, et il rejette bientôt des crachats purulents, verdâtres, très épais, teintés parfois de bile battue dans les mucosités, comme du jaune d'œuf bouilli. On n'y trouve toutefois pas de vésicules.

30. L'état du malade s'améliore rapidement. L'appétit est revenu et il demande à se lever.

Pansement : on enlève les fils. Il s'écoule par les drains une quantité assez considérable d'un pus jaunâtre, bien lié, très épais. A partir de ce moment on refait le pansement tous les jours. La température, qui ne dépasse jamais 37°5 le matin, monte le soir, pendant quelques jours, à 38° et 38°,5, mais, à partir du 12 juin, elle ne dépasse plus 37°,5.

19 juin. État excellent. Le malade a considérablement engraissé. Mais il continue, par moments et surtout la nuit, à être secoué par une petite toux sèche qui ne s'arrête que lorsqu'il a expectoré abondamment.

Pansement : la gaze est imbibée d'un pus verdâtre et peu odorant. Les deux drains, coupés au ras de la peau, n'ont pas été touchés. La ligne de suture est complètement réunie. En pressant tout autour des drains sur la paroi thoracique, on ne fait pas sourdre de liquide, ni de pus par les drains. Quand le malade tousse, il s'échappe un jet d'air assez intense : il y a donc une fistule pleuro-bronchique.

A la percussion, matité en arrière à partir de la pointe de l'omoplate.

A l'auscultation, pectoriloquie aphone et égophonie très nettes au niveau du lobe inférieur du poumon droit.

Potion calmante (aconit et morphine).

23. Le malade quitte le service et doit revenir tous les trois jours se faire panser.

27. On raccourcit les drains de 4 centimètres et on les replace. On lave abondamment la cavité pleurale à l'eau oxygénée au dixième. Les pansements avec lavages à l'eau oxygénée sont continués jusqu'à la fin de juillet, époque où l'on enlève définitivement les drains. La plaie se referme rapidement. La toux et l'expectoration ont complètement cessé, mais il existe encore une zone de matité avec pectoriloquie aphone et égophonie.

Examen le 10 novembre 1899. Le malade est absolument méconnaissable. Son teint est vivement coloré ; son embonpoint devient inquiétant : il pèse actuellement 82 kilogs, alors que son poids était de 54 avant l'opération. Il a repris, sans fatigue, son métier de boucher. La toux et l'expectoration ont complètement cessé.

4

Sur le côté droit du thorax une ligne cicatricielle solide circons-
crit une zone dépressible qui correspond aux fragments de côtes
réséqués.

En avant, la respiration est absolument normale. En arrière,
dans le tiers inférieur du poumon droit, la percussion décèle une
petite zone de submatité au niveau de laquelle il existe une légère
diminution des vibrations avec affaiblissement du murmure respiratoire ; on ne perçoit pas de souffle, ni d'égophonie, ni de pectoriloquie aphone. En somme, il y a, à la base droite, exclusive-
ment, des signes d'épaississement pleural.

Observation II

Kyste hydatique ouvert dans la plèvre. — Empyème. — Guérison. — Mort par
tubercules pulmonaires. — Autopsie.

(Moutard-Martin ; Traité de la pleurésie purulente, 1872, pag. 21).

Oh... Paul, pâtissier, 17 ans, faible, délicat, visage d'une pâleur
anémique prononcée, un peu pigmentée. Père mort à 52 ans d'un
cancer de l'estomac. La mère vit encore. Une sœur morte de phtisie pulmonaire. Lui-même, quoique délicat n'a jamais été sérieu-
sement malade. Il ne toussait pas, ne s'essoufflait pas facilement.

Il y a deux mois, fut pris de douleurs d'estomac revenant par
accès. Trois semaines avant son entrée à l'hôpital, 6 octobre 1871,
il fut pris, pendant la nuit, d'un violent frisson accompagné d'un
point de côté interne à droite avec toux, sans expectoration. La
respiration était fréquente et pénible, la fièvre vive. Pendant les
huit jours qui suivirent, il y eut trois à quatre fois par jour des
frissons irréguliers. Depuis ce temps, les frissons ont disparu, mais
la fièvre continue, les sueurs nocturnes abondantes, la dyspnée
est considérable. Entre à l'hôpital le 6 octobre 1871.

L'état général déjà décrit persiste. Temp. 39°7 ; pouls 130.

Le thorax est notablement dilaté du côté droit ; les espaces
intercostaux bombés. Pas d'œdème des parois thoraciques. Matité
complète dans tous les points du côté droit. Souffle bronchique
très éloigné dans toute la moitié inférieure du côté, plus fort au
niveau de l'épine de l'omoplate. Egophonie vers l'angle du scapu-

lum, se prolongeant jusqu'au sommet, dans lequel on perçoit quelques râles muqueux. Rien à gauche.

Le foie déborde les fausses côtes de 4 centimètres. La pointe du cœur bat notablement en dehors du mamelon gauche. Pas de souffle, pas d'albumine dans les urines. On diagnostique : pleurésie purulente.

Une première ponction avec un trocart ordinaire et la baudruche ne donne aucun résultat. La seconde ponction avec l'aiguille moyenne de l'aspirateur Dieulafoy donne issue à 40 gram. de pus. L'écoulement s'arrête subitement.

9 octobre. L'empyème fut pratiqué avec MM. Labbé et Dieulafoy. Incision de 6 centim. dans le septième espace intercostal. Sortie de deux litres de pus, contenant de vastes poches hydatiques rompues et des poches entières, transparentes, du volume d'un œuf. Injection d'eau tiède alcoolisée ; pansement.

10. Pour la première fois depuis 17 jours, le malade n'a pas eu de sueurs nocturnes. Il a pu dormir. Écoulement par la plaie de bien peu de liquide séro-purulent, inodore. Pouls 152. Respiration tombée de 44 à 36.

13. Suppuration presque nulle, un peu jaune. Amélioration jusqu'au 23. Ce jour-là, malade pâle, fatigué, nuit agitée, fièvre, inappétence. Suppuration plus abondante, un peu odorante. Injection avec eau tiède, légèrement iodée.

Jusqu'au 31 octobre, alternative dans l'abondance et l'odeur de la suppuration, coïncidant avec les modifications dans le même sens de l'état général, et pourtant la cavité se rétrécit de plus en plus. A partir de ce moment, l'état général devient de meilleur en meilleur.

Le 10 novembre, on cesse les injections. Le 24 novembre, le trajet fistuleux se forme complètement.

Sonorité excellente du haut en bas de la poitrine, sauf au pourtour de l'incision, où il existe un peu de submatité. Au sommet, de gros râles. Respiration bonne jusqu'à la base, à partir de l'épine de l'omoplate.

Le malade guéri pourrait sortir de l'hôpital, si nous ne le conservions par pitié, à cause de sa misère. Du reste, il travaille comme infirmier.

Le malade était bien portant jusqu'au 14 mars 1872, quand il tombe malade, présentant tous les symptômes de la phtisie pulmonaire; signes cavitaires au sommet du poumon droit. Mort dans le marasme, le 14 juin 1872.

Autopsie. — Le lobe droit du foie est réduit à un tronçon du volume d'une pomme et bi-lobé. Le lobe gauche représente, à lui seul, le volume d'un foie très développé. Etat gras. Le poumon droit adhère, de toutes parts, à la paroi corticale, et surtout au diaphragme, où il adhère à sa base par un véritable tissu cicatriciel qui se prolonge dans la substance du lobe droit du foie atrophié, et dans lequel il forme un noyau du volume d'une noix.

Le sommet du poumon contient une immense caverne; ses autres parties sont farcies de tubercules et de cavernes tuberculeuses.

Observation III (Résumée)

Kyste hydatique ouvert dans la plèvre. — Empyème. — Guérison.
(Moutard-Martin ; Un. méd., 1873).

Un ancien sous-officier de spahis, 34 ans, entre dans le service dans les premiers jours d'août. Depuis longtemps déjà, il ressent une douleur dans le côté droit de la poitrine, tousse et est oppressé. L'examen direct montre une dilatation très prononcée de la moitié inférieure du côté droit du thorax, dilatation brusque formant un ressaut très accentué.

A la percussion, résonance normale de toute la partie supérieure, cessant brusquement au niveau de la dilatation, remplacée par une matité complète jusqu'à la base de la poitrine. A l'auscultation, respiration normale dans la moitié supérieure, nulle dans la moitié inférieure, cessant brusquement au niveau de la dilatation. Pas d'égophonie, pas de retentissement vocal.

Le foie déborde les fausses côtes seulement de deux travers de doigt; n'est pas sensible à la pression.

Le malade accuse une oppression, grand essoufflement au moindre mouvement. Pas de fièvre.

Diagnostic. — Pleurésie enkystée de la base droite.

Thoracentèse avec l'appareil Potain. Deux litres de liquide lactescent, beaucoup plus fluide que le pus, très riche en chlorure de sodium, beaucoup moins riche au contraire en albumine que la sérosité ordinaire des épanchements pleuraux. Aucun crochet d'hydatides. Cependant, en présence de la forme du thorax et surtout de la constitution du liquide extrait, nous ne pouvons douter de la présence d'un kyste hydatique du foie développé à sa face supérieure et ayant refoulé le diaphragme en haut et dilaté la base du côté droit du thorax.

Amélioration par l'évacuation du liquide qui se reproduit lentement. A la fin du mois d'août, une nouvelle ponction est proposée, mais refusée.

28 octobre. Le malade revient dans un état alarmant, suffocation effrayante, cyanose des lèvres et des mains, œdème des extrémités inférieures et de la partie inférieure du tronc; œdème du côté droit du thorax qui présente un énorme développement. Fréquence extrême du pouls. Orthopnée. Matité absolue de tout le côté droit du thorax en avant et en arrière. Refoulement du médiastin à gauche. La pointe du cœur bat sous l'aisselle. Absence complète du bruit respiratoire dans tout le côté droit.

Diagnostic. — Pleurésie purulente par ouverture d'un kyste hydatique dans la plèvre à travers le diaphragme. Ponction avec l'aspirateur Potain. Un litre de pus, puis brusquement arrêt de l'écoulement. Le lendemain, empyème. Cinq litres de pus. Ecoulement plusieurs fois arrêté par des membranes hydatides. Convalescence rapide.

Observation IV (Résumée)

Kyste hydatique du foie ouvert dans la plèvre droite. Pyopneumothorax et vomiques abondantes, empyème. Guérison.
(Un. méd. 1873, pag. 887. Moutard-Martin).

Cette observation a été prise sur lui-même par le Dr Robert, de Pau. Le début avait été très insidieux et les premiers symptômes alarmants avaient été des hémoptysies fréquentes et abondantes, au mois de décembre 1870. Sous l'influence d'un traitement approprié, ces accidents s'étaient dissipés, et jusqu'au mois d'octobre 1871, pendant près d'une année, le malade resta dans un état satisfaisant et put se croire guéri. Mais, à cette époque, il fut pris d'une douleur persistante au côté droit de la poitrine et il lui semblait percevoir,

pendant chaque inspiration un peu ample, une sensation de crépi-
tation. C'étaient des frottements pleuraux qui purent être constatés
à l'auscultation. Au mois de novembre, le foie descendait jusqu'au
niveau de l'ombilic en même temps que la matité remontait vers
la poitrine jusqu'à l'union de son tiers moyen et de son tiers inférieur. Au-dessus existait une sonorité tympanique. On constata à
cette époque, un mois après le développement des premiers accidents pleuraux, une sensation de flot et un bruit de succussion
hippocratique. Cette succession de symptômes donna lieu à diffé-
rents diagnostics: pleurésie sèche, pleurésie purulente, pneumothorax.

Le malade resta à peu près dans le même état jusqu'au mois
d'avril 1872; à cette époque, M. Moutard-Martin reconnut l'existence
d'un kyste hydatique du foie. Il fit dans la poitrine 3 ponctions
capillaires qui ne fournirent que quelques gouttes de liquide.

Cependant l'état général du malade parut s'améliorer, mais, au
mois de février 1853, il fut pris de vomiques presque quotidiennes
par lesquelles il évacuait chaque fois 200 gram. à 1 litre de pus. Le
malade s'épuisait rapidement. M. Moutard-Martin décida de prati-
quer l'opération de l'empyème, qui donnait issue, avec le pus, à
une masse membraneuse constituée évidemment par la paroi d'un
kyste. Quelques jours plus tard, une lame de poumon mortifié
s'élimina de même. Ce qui n'empêcha pas le malade de se rétablir
à la longue.

Observation V

kyste hydatique du foie ouvert dans la plèvre.— Opération d'empyème.— Guérison.
(Tyson, Lancet, Lond. 1894)

Femme de 31 ans. Elle a eu un ictère en 1888 et puis un autre
en 1892. Entre à l'hôpital le 8 février 1892. Le foie est hypertrophié, son bord antérieur est à 10 centimètres au-dessous des fausses
côtes. Tous les autres organes en bon état. Temp. du soir, 38°3.
Huit jours après, apparaissent les signes d'une pleurésie droite avec
épanchement, et le foie descend jusqu'au pubis. La température du
soir reste élevée.

Le 27 février, on retire par ponction 700 grammes de liquide séreux de la plèvre droite. Le 3 mars, ou on retire 20 grammes de liquide purulent.

Opération le 5 mars. Incision de 8 centimètres dans la partie postérieure du i.uitième espace. Il s'en échappe 25 grammes de liquide et il se présente dans la plaie la paroi d'une tumeur élastique. La paroi du kyste est suturée aux bords de la plaie et le kyste est ouvert. Il laisse sortir un litre de pus contenant des «membranes» de différentes grandeurs. On met en place un drain, sans laver la cavité. Pansement ouaté. La suture des parois du kyste aux bords de la plaie était facile à cause de l'écartement des côtes.

Pendant les trois jours qui suivirent l'opération, sortie d'environ 1/2 litre de pus et des membranes. Lavage de la cavité avec une solution boriquée.

Le 13 mars, la respiration apparaît à la base du poumon droit. Pas de matité. L'écoulement diminue progressivement, mais le drain, quoique raccourci de temps en temps, n'est sorti qu'en février 1893.

Observation VI (résumée)

Kyste hydatique énorme du foie, pénétrant dans la cavité pleurale droite et dans la cavité péritonéale.— Opération.— Guérison
(Robinson. Brit. M. J. London, 1896, pag 1130)

Femme de 34 ans. Il y a cinq ans, le ventre a commencé à grossir; en trois mois la tumeur est arrivée à son maximum. Ictère et vomissements répétés. Œdème des membres inférieurs. Etat général bon. La malade n'a jamais cessé de vaquer à ses occupations. Il y a quatre ans, on retire par ponction 40 litres d'un liquide clair, visqueux, gris verdâtre. Mais il se reforme rapidement.

État actuel, en juillet 1894. Abdomen très distendu. Cicatrice ombilicale effacée. Fluctuation et frémissement sur toute la paroi abdominale antérieure. Matité partout sauf dans le flanc gauche. Utérus très abaissé.

Ponction, le 28 juillet, entre l'ombilic et le pubis. Sortie de 2 litres de liquide épais, brun-jaunâtre, contenant de la bile, des crachats et laissant un dépôt.

Opération le 15 août. Laparotomie. On retire 20 litres de liquide. Le kyste occupait 3/4 de la cavité abdominale. Tout l'intestin était refoulé dans le flanc gauche et les viscères pelviens en bas.

La moitié gauche du diaphragme était soulevée très haut et présentait en son milieu un orifice circulaire, qui laissait facilement passer la main dans la plèvre droite. Le poumon était refoulé à gauche et comprimé contre la colonne vertébrale. On arrivait avec les doigts de la main introduite derrière la clavicule, et on pouvait les sentir de dehors. Evacuation de nombreuses membranes molles, teintées de bile. On pouvait voir à travers la paroi kystique l'aorte et sa bifurcation. Lavage avec une solution boriquée. Un drain dans la cavité pleurale à travers l'orifice diaphragmatique et un autre dans le cul-de-sac de Douglas.

Etat satisfaisant jusqu'au 4 septembre. Ce jour-là, élévation rapide de la température à 40°,5 avec petits frissons, qui disparaissent après irrigation avec solution chaude d'acide borique. Sortie de vésicules et de pus fétide.

Le 8 octobre, apparition d'un abcès parotidien. On sort les drains. Le 18 octobre, on ouvre l'abcès parotidien.

La malade quitte l'hôpital le 19 janvier, complètement guérie.

2° Cas de mort

Observation VII (résumée).

Kyste hydatique du foie ouvert dans la plèvre. — Pleurésie avec épanchement.
(Dr Foucard. Gaz. des hôp., 1857).

Julie H..., 30 ans, entre à l'Hôtel-Dieu le 21 avril 1851. Neuf jours avant, point de côté à l'angle de l'omoplate survenu sans cause, avec toux sèche, frissons, état fébrile.

A l'entrée, fièvre, dyspnée. Pas de crachats.

Matité complète du côté droit de la poitrine en avant et en arrière. Aucun bruit respiratoire, même éloigné; pas de souffle bronchique; pas d'égophonie. Aucun râle. Foie abaissé avec tumeur dure, volumineuse, rénitente. A gauche aucun phénomène anormal.

Le 29, thoracentèse pratiquée par Jobert. Sortie de 2 litres de liquide parfaitement limpide se coagulant par la chaleur.

Suffocation intense et mort le 12 mai.

Autopsie. — Deux grosses tumeurs constituent les 2/3 supérieurs du foie, qui est énorme. La plus grosse adhère au diaphragme avec lequel elle se confond. Une ponction pratiquée dans le sixième espace intercostal droit, alors que la poitrine n'a pas été ouverte laisse écouler environ 5 litres de liquide. En même temps, les tumeurs du foie diminuent de volume et leur résistance est moins grande.

Observation VIII

Kyste hydatique du foie ouvert dans la plèvre.
(Cruveilhier, Dict. de méd. et de chir. prat. Art. Acéphal).

Femme de 36 ans prise tout à coup de vomissements très abondants, avec douleurs vives à l'hypocondre droit, fièvre, teint ictérique. Entre deux mois après à l'Hôtel-Dieu. Augmentation notable du volume du foie. Fièvre continue avec redoublement le soir. Douleur à l'épaule, oppression, impossibilité de se coucher sur le côté droit.

La malade meurt suffoquée un mois après. La cavité thoracique contient 2 à 3 pintes de sérosité jaunâtre au milieu de laquelle nagent une multitude d'acéphalocystes. Poumon parfaitement sain et libre d'adhérences. Diaphragme et plèvre correspondante perforés par une ouverture inégale, circulaire, du diamètre d'une pièce de 20 francs, conduisant dans un kyste énorme contenu dans l'épaisseur du foie près son bord postérieur.

Observation IX

Kyste hydatique du foie ouvert dans la plèvre. — Évacuation secondaire par les bronches.
(Barrier, Thèse 1840).

Femme de 42 ans, présente à son entrée dans le service de M. Fouquier, des symptômes d'hépatite aiguë. Ictère très prononcé. 3 ans auparavant, elle avait eu quelques douleurs dans l'hypocondre droit ; depuis il y avait eu des dérangements peu prononcés de la digestion, alternant avec un calme complet sans ictère. 2 ans plus tard, douleurs fortes, ictère léger.

A son entrée, 18 mars 1828, on diagnostique hépatite aiguë consécutive à de l'hépatite chronique, avec développement du lobe gauche du foie, qui descend à l'ombilic.

12 avril. Douleurs vives dans le côté droit de la poitrine Dyspnée, toux, crachats, écumeux rouges ou verts, filants, épais.

Percussion et auscultation négatives.

Le 16. Aggravation des symptômes. Matité à la base du poumon droit avec absence d'expansion vésiculaire; en haut, sonorité plus prononcée, respiration amphorique.

Les accidents vont croissant de plus en plus. Mort le 25 avril.

Autopsie. — Tumeur du foie affaissée, occupant le lobe droit et contenant encore beaucoup d'hydatides. La poche a suppuré et s'est vidée à travers le diaphragme dans la plèvre et dans le poumon. Plusieurs fistules pleuro-bronchiques et pneumo-thorax.

Liquide séreux et hydatides nombreuses dans la plèvre droite, qui est enflammée.

Observation X.

Tumeurs hydatiques communiquant l'une avec la cavité pleurale droite, l'autre avec le poumon gauche et l'estomac.

(Dr Russel ; Med. Times and Gaz.).

Malade souffrant depuis trois mois, fièvre, délire, diarrhée; quinze jours avant sa mort, ressentit une vive douleur dans les deux côtés de la poitrine ; huit jours après, il commença à tousser d'une manière incessante et sa toux était suivie d'une expectoration abondante de mucosités bilieuses et fétides.

A l'autopsie on trouve qu'un kyste, du volume d'une tête d'enfant, s'était ouvert dans la plèvre droite. Il y a deux litres de liquide comprimant le poumon. Les parois du kyste adhéraient fortement au diaphragme et à la paroi costale. Un autre kyste, rempli de liquide muqueux teinté de bile, était ouvert dans le poumon gauche et dans l'estomac.

Observation XI (résumée)

Kysto hydatique du foie ouvert dans la plèvre droite. — Opération. —
Mort. — Autopsie.
(Dr Halo White, Lancet, London, 2 janvier 1894).

Il s'agit d'une femme qu'on croyait atteinte d'une pleurésie avec épanchement. Au mois d'août 1893, thoracentèse, liquide clair. Récemment, elle se présente de nouveau avec les signes d'un épaississement de la plèvre. Thoracentèse, liquide purulent à une profondeur de 9 centim. Peu après, une troisième thoracentèse, qui amène du pus. Le foie descendait au-dessous des fausses côtes. On résèque une portion de la huitième côte et on trouve la plèvre remplie de vésicules hydatiques mortes. Le foie vient bomber dans la plaie. A la ponction, il en sort du pus fluide. Incision au même point; il sort du lobe droit un grand nombre de vésicules vivantes.

Plus tard, la malade est prise de dyspnée et meurt de bronchite aiguë.

Autopsie. — Le poumon droit n'est pas plus grand qu'un poing et est collé contre la partie supérieure de la colonne. Poumon gauche sain. Côté droit du diaphragme extrêmement atrophié et aminci. Son centre adhère au foie. Une grande cavité hydatique dans le lobe droit du foie. Son lobe gauche est très hypertrophié.

Observation XII (résumée)

Kysto hydatique du foie ouvert dans la plèvre et de là communiquant avec les bronches. — Fistule hépato-pleuro-bronchique.
(Pelletan; Bull. de l'Acad. royale de méd., 1840-1841).

Homme, 27 ans. A son entrée, le 30 janvier, il présentait les symptômes d'une phtisie tuberculeuse assez avancée, datant d'un an; amaigrissement, fièvre, sueurs nocturnes, expectoration purulente et hémorragique. Râles de gargouillement sous la clavicule droite. Amélioration sous l'influence du traitement. Subitement production d'une vomique. Le malade remplit cinq à six crachoirs d'un liquide jaunâtre, semi-purulent, très amer. Foie hypertrophié. Pas d'analyse de l'expectoration.

Diagnostic. — Fistule hépato-pleuro-bronchique. Diminution de l'expectoration. Oppression très forte. Sueurs continuelles. Mort le 15 mars.

Autopsie. — Lobe gauche du foie très hypertrophié. Péritoine du foie très épaissi. A sa partie droite et postérieure, ce péritoine adhère au diaphragme et présente un orifice qui conduit dans une vaste poche hydatique suppurée, communiquant à gauche avec une autre poche hépatique, et en haut avec la plèvre par un petit canal. Celle-ci contient une cavité remplie de flocons jaunâtres, laquelle communique de son côté par deux fistules avec une vaste poche creusée dans le lobe moyen du poumon. Ce dernier présente une autre caverne au niveau de son sommet.

Observation XIII

Kystes hydatiques des deux plèvres.

(Geoffroy et Dupuytren ; Bull. de l'Ecole de méd., 1800, pag. 117).

Jeune homme, à 18 ans pneumonie, à 24 ans rhume opiniâtre, douleurs fréquentes dans le côté gauche.

En 1800, ictère qui dure trois mois, fragments de tænia par les selles ; quelque temps après, toux sèche et violente; tumeur dans l'hypocondre droit; en 1803, amaigrissement ; la tumeur est énorme, lisse, dure, un peu mobile ; battements de cœur dans la région épigastrique, étouffements continuels ; les autres fonctions sont assez régulières. En 1804, suffocations fréquentes et mort dans un accès.

A l'autopsie, on trouve, dans le lobe gauche du foie, kyste contenant un liquide louche et beaucoup d'hydatides. On trouve également un kyste volumineux dans chaque plèvre, étendus l'un et l'autre, depuis le sommet de la poitrine jusqu'au diaphragme, adhérents aux côtes et au médiastin, constitués par une membrane mince, fibreuse, blanche, contenant, l'un et l'autre, une hydatide solitaire énorme qui remplissait leur cavité. Chacune de ces hyda-tides contenait un liquide limpide, évalué à 5 onces 1/2 pour cha-cun. Le cœur était repoussé vers l'épigastre, les poumons compri-més, aplatis et refoulés vers la partie antérieure de la poitrine.

Observation XIV (résumée)

Kyste hydatique du foie. — Ouverture simultanée dans la plèvre droite et dans
les voies biliaires. — Empyème. — Mort par péritonite.
(Albert Cayla : Bull. Soc. anat. Paris, 1884).

Femme, 22 ans, entrée le 2 avril 1884. Elle a ressenti, il y a
huit mois, des douleurs dans la région du foie et quelques troubles
digestifs. A son entrée, elle présente un ictère très intense, datant
de deux mois ; douleurs vives à la région hépatique. Anorexie.
Foie hypertrophié. Vomissements.

Diagnostic. — Coliques hépatiques.

18 avril. Subitement, dyspnée et point de côté à la base droite
de la poitrine. Matité et obscurité respiratoire dans le tiers inférieur du poumon droit. Pas de souffle, ni égophonie.

Diagnostic. — Pleurésie avec épanchement. Vésicatoire. Amélioration. Sortie.

21 mai. La malade est rapportée dans un état très grave.
Dyspnée considérable. Matité dans le tiers inférieur du poumon.
Submatité et souffle tubaire dans le tiers moyen. En avant, la
matité remonte au-dessus du mamelon.

Ponction dans le septième espace ; deux litres de pus jaune verdâtre et fétide.

23. Nouvelle ponction dans le huitième espace. Quelques cuillerées de pus. Temp. s. 40°.

27 mai. L'état s'aggrave. Diarrhée abondante.

31. Opération d'empyème, dans le septième espace. Sortie d'un
pus roussâtre, suivi d'un grand nombre de vésicules hydatiques.
Formation de pneumothorax. Drainage. Lavages. Diarrhée persistante.

10 Juin. Douleur vive dans le ventre. Hoquet. Mort en collapsus.

Autopsie. — Foie très volumineux. Cavité unique dans le lobe
droit, communiquant en bas avec les conduits biliaires, en haut
avec la plèvre. Le poumon droit adhère au diaphragme et est
tassé contre la colonne vertébrale. La cavité abdominale contient
un peu de liquide louche, purulent sans hydatides. Il existe un
abcès au niveau du hile du foie.

Observation XV

Kysto hydatique suppuré du foie ouvert dans la plèvre et dans les bronches.
(Bourdon, Bull. soc. anat. Paris, 1870).

Femme, 37 ans, entrée le 3 novembre 1869. Portait un kysto hydatique qui faisait saillie au-dessous des fausses côtes et repoussait le foie jusqu'au niveau des épines iliaques supérieures. Pas de frémissement hydatique.

22 novembre. Ponction avec la seringue de Dieulafoy. 1 litre de liquide.

Le jour après, douleur dans l'hypocondre droit, frisson, fièvre, vomissements. La fièvre et la douleur persistent.

27 décembre. Accès de suffocation pendant la nuit, la malade vomit deux bassins de pus verdâtre. A partir de ce jour, toux, amaigrissement, crachats purulents. Vomit de temps en temps, après les quintes, une quantité plus ou moins considérable de pus.

A droite, matité remontant au-dessus de l'angle de l'omoplate. Absence de murmure respiratoire, égophonie, gargouillement à la partie moyenne de la cavité pleurale.

La malade s'affaiblit de jour en jour. Fièvre hectique.

17 janvier. Mort subite dans un accès de suffocation.

Autopsie. — Foie très volumineux. Au niveau de son bord supérieur, existe un kysto flasque, non tendu, sans adhérence à la paroi abdominale.

La plèvre droite, garnie de fausses membranes, molles, contient une quantité considérable de pus. Le poumon, également couvert de fausses membranes, est comprimé dans la gouttière costo-vertébrale. Sa base adhère au diaphragme et présente une perforation comme une pièce de 5 francs par laquelle on pénètre dans la cavité du kyste. Les parois du kyste sont peu épaisses et tapissées de fausses membranes. Dans la perforation est engagée la vésicule mère vide, qui pourrait bien offrir, si elle était distendue, le volume d'une tête d'adulte.

Observation XVI

Acéphalocystes du foie avec fistule hépato-pleuro-bronchique.
(Houel. Bull. de la Soc. ant. Paris, 1841-161).

Homme, 27 ans. Entre le 30 janvier 1841. Tempérament lymphatique. Constitution faible. Dit avoir eu il y a dix-huit mois une pleuro-pneumonie droite, survenue brusquement à la suite d'un refroidissement.

Présente à son entrée tous les symptômes d'une phtisie pulmonaire tuberculeuse, avec hémoptysies. Submatité et gargouillement au sommet droit. En arrière et à la base du poumon on entend un gargouillement analogue qui se propage jusqu'à l'angle de l'omoplate.

Le troisième jour de son entrée, il expectore des crachats jaune-verdâtre et d'une amertume extrême. Il dit avoir observé ce fait avant son entrée. Le foie, percuté, semble un peu hypertrophié, mais il n'est le siège d'aucune douleur ; le malade dit n'avoir rien senti dans ce point.

Le quinzième jour depuis son entrée, le malade est pris d'une diarrhée qui épuise vite ses forces. Il meurt le 15 mars, presque sans agonie.

Autopsie. — Foie hypertrophié, son lobe gauche est d'un tiers plus volumineux que le droit. Ce dernier contient deux kystes, dont le plus grand communique par un canal avec une cavité, circonscrite dans la grande cavité pleurale. La base du poumon est adhérente en tous ses points à la face supérieure du diaphragme ; aussi la fistule hépato-pleurale est-elle tout à fait en dehors et accolée à la face interne des côtes, un peu en avant de leur angle de torsion. Elle est dirigée de bas en haut, de gauche à droite et d'arrière en avant.

Le lobe moyen du poumon contient une caverne tuberculeuse ; une autre existe dans son sommet. Tubercules ramollis autour des cavernes.

Observation XVII

Kystes hydatiques du foie ouverts dans la plèvre.
(Legroux, Bull. de la Soc. anat. 1867, p. 17).

M. Legroux présente un foie devenu le siège de kystes hydatiques chez un malade de 16 ans. Ce jeune homme avait présenté
tous les signes d'un kyste du foie ; aussi l'avait-on traité par l'ouverture au trocart, après application de potasse caustique. Il
semblait guéri, quand, six mois après, il fut pris d'une douleur
vive dans le côté droit et d'un épanchement thoracique qui fit
croire à la rupture d'un kyste dans la plèvre. Une ponction fut
faite, et il sortit de la poitrine du pus et des poches d'hydatides.
Le malade fut pris ensuite d'une expectoration biliaire et mourut
en pleine fièvre hectique.

A l'autopsie, premier kyste guéri avec parois revenues sur elles-
mêmes ; une autre poche était placée entre le foie et le poumon et
avait donné lieu aux phénomènes ultimes.

Observation XVIII.

Ouverture dans la plèvre d'un kyste hydatique du foie.

(Haberson ; In Guy's hospital reports, série 3, vol. XVIII, pag. 373) [1].

Femme, 46 ans, ayant eu plusieurs fois, depuis quelques années
des vomissements et de l'ictère. A son entrée, amaigrie et légèrement ictérique.

A la base de la poitrine, à droite, matité, frottement pleural,
souffle, égophonie. Augmentation de la matité hépatique ; saillie
lisse, unie, régulière, non fluctuante, douloureuse, siégeant à
l'épigastre, appartenant manifestement au foie. Mort par aggravation des symptômes thoraciques.

Autopsie. — Kyste purulent dans le lobe gauche du foie, communiquant par un orifice arrondi avec la cavité pleurale droite.

[1] Murchison ; Leçons clin., trad. par Jules Cyr, 1878.

Dans ce cas, le diagnostic était fort embarrassant : l'ictère et l'augmentation de la matité hépatique appelaient bien, il est vrai, l'attention sur une maladie du foie, mais l'absence de tumeur fluctuante et le peu d'acuité de la pleurésie ne permettaient guère de songer à une perforation de la plèvre.

Observation XIX (résumée)

Kyste hydatique du foie ouvert dans la plèvre.
(Clomot ; Gaz. des hôp., 1832, pag. 31).

Hôpital de Rochefort ; matelot, 45 ans, n'ayant jamais été malade, entré à l'hôpital pour des douleurs vagues survenues depuis peu, et jugées rhumatismales. Le lendemain, suffocation imminente, extrémités froides, anxiété extrême, pouls petit, concentré, précipité, immobilité et matité du côté droit dans toute son étendue, pas d'expectoration. Diagnostic : péripneumonie. Mort dans la nuit.

Autopsie. — 5 à 6 pintes de liquide séro-purulent, avec une multitude d'acéphalocystes dans la plèvre droite ; poumon comprimé, aplati, réduit à l'épaisseur de deux doigts ; fausses membranes minces recouvrant la plèvre. Dans le foie, kyste à parois épaisses, communiquant avec la plèvre par une ouverture à bords frangés de la largeur d'une pièce de 5 francs.

Observation XX.

Tumeur hydatique du foie, rupture dans la plèvre droite.— Empyème. Péricardite.
In Murchison ; Mal. du foie, 1878.

Homme, 54 ans, entré à l'hôpital le 25 avril 1854. Avait été pris, il y a quatre mois, d'une douleur subite dans tout l'abdomen, mais surtout, dans l'hypocondre droit, s'irradiant à l'épaule droite. Cette douleur et un léger degré d'ictère persistèrent.

Au moment de l'examen, le malade est très faible, très émacié, se plaignant d'une toux incessante. Foie très gros, s'étendant jusqu'à l'ombilic. Voussure considérable du côté droit de la poitrine, où la

5

percussion donnait partout de la matité et où l'on n'entendait plus le murmure respiratoire, sauf en arrière et en haut près de la colonne. Le malade s'affaiblit de plus en plus et mourut le 10 mai.

Autopsie. — Cavité pleurale droite remplie d'un liquide jaunâtre, trouble, semi-purulent, contenant des amas de matière gélatineuse, qu'on reconnut être des vésicules hydatiques. Poumon droit comprimé, aplati, fixé au diaphragme, à sa base par des adhérences. Foie très gros, solidement adhérent au diaphragme: A sa partie postérieure droite, cavité grosse comme un œuf de cygne, renfermant des kystes hydatiques ; sa paroi supérieure était constituée par le diaphragme sur lequel se trouvait une large ouverture par où cette cavité communiquait avec la plèvre droite.

Observation XXI.

(Bianchi), empruntée à Davaine.

« Talem saccum, gelatinosa materia plenum, ad plures libras accumulata, in gibba hepatis regione ; in cadavere invenit Blanchus : in gens ille tumor diaphragma tandem laceraverat et in cavum dextrum thoracis magnam partem contentæ materiæ effuderat et tandem suffocaverat miserum hominem [1] ».

[1] Bianchi ; Historia hepatica, pars XI, cap. V, tom. I, cité par Van Swieten.

INDEX BIBLIOGRAPHIQUE

Andrew. — Lancet, London, 1875, pag. 799.

'Barrier. — Thèse de Paris, 1840.

Bergada. — Thèse de Paris, 1890-1891.

Bianchi. — Historia hepatica. Turin, 1725.

Bienfait. — Bull. Soc. méd. de Reims, 1869-1870, pag. 40-44.

Bucquoy. — Journal de méd. et chir. prat., 1876.

Bristowe. — Tr. Path. Soc. London, 1850-1852, pag. 341-44.

'Cadet de Gassicourt. — Thèse de Paris, 1856.

Charcot. — Maladies du foie, 1877.

'Clémot. — Lancette française, 17 mars 1832.

Coupland. — Lancet, London, 1895, pag. 713.

'Cruveilhier. — Dict. de méd. et chir. prat., 1829. Art. Acephal.

Cyr (J.). — Traité prat. des maladies du foie.

Davies. — Tr. Prath. Soc., London, 1846-1850, pag. 278.

'Davaine. — Traité des entozoaires et des mal. venimeuses, 2e édi-
tion, 1877.

Dolbeau. — Thèse de Paris, 1856.

Doyen. — Union méd., 1895, pag. 2 3.

'Ferrajoli. — Incurabili, Napoli, 1896, XI.

'Duvernoy. — Thèse de Paris, 1879.

Eichhorst. — Zeitschr. f. klin. Med., Berlin, 1890, XVII.

'Foucart. — Gaz. des hôpitaux, 1851.

Forgue et Reclus. — Thérap. chirurgicale.

Frerichs. — 3e édit. franç., pag. 585.

Gaillard. — Arch. gén. de méd. 1890, pag. 401.

— Bull. et mém. soc. méd. des hôp. Paris, 1890.

'Georgesco et Carpatiano. — Thèse de Paris, 1890.

*GIBERT et JEANBRAU. — Gaz. des hôp: 25 janv. 1900.

*GREENHOW. — Tr. Path. soc., London, 1873-1874.

GULL. — Lancet, Lond., 1862.

*HABERSON. — Guy's hospital reports, série 3ᵉ, XVIII.

HANOT. — Arch. de méd., 1885.

HAYEM. — Revue des sciences méd , 1880.

*HOUEL. — Bull. soc. anat. Paris, 1841.

ISRAEL. — VIIᵉ Congrès des chir. allem., 1879.

— Verhandl. d. deutsch. Gesellschaft. f. Chir. 1877.

— Arch. f. klin. Chir. Berlin, 1876-1877. pag. 28.

LEHMANN. — Thèse de Paris, 1882.

* LEGROUX. — Bull. soc. anat., janvier 1867, pag. 17.

MARTIN. — Thèse de Paris, 1878.

* MAYOR. — Progrès méd., Paris, 1877, pag. 732.

* MONNERET. — Revue méd. chir. Tom. XII, pag. 257, 1852.

* MORGAGNI. — De sedibus et causis morborum.

* MOUTARD-MARTIN. — Traité de la pleurésie purul , 1872, pag. 21.

— Union médicale 1873.

* MOXAN. — Med. Times and Gaz. London, 1879, pag. 557.

* MURCHISON. — Leçons cliniques sur les mal. du foie, 1878.

* OULMONT. — Rev. de thérap. méd. chir. Paris, 1880, pag. 310-313.

PARNAIN. — Thèse de Paris, 1842.

PELLETAN. — Bull. Acad. royale de méd. Paris, 1840-1841.

PERRET. — Thèse de Paris, 1806-1807.

* PETER. — Union méd., 1863, pag. 172.

— Soc. méd. des hôp. de Paris, 23 sept. 1863.

PETIT. — Rapports de la pleurésie avec les kyst. hyd. du foie. Paris, 1876.

QUÉNU. — Soc. de chir., 1896, pag. 101.

REBIÈRE. — Thèse de Paris, 1894-1895.

RECLUS. — Gaz. des hôp. 1887.

* RENDU. — Dict. encycl. des sciences. Art. foie.

— Soc. anal. 1881. et Progrès méd. 1874.

* RAYMONDON (de). — Thèse de Paris, 1884.

RICHET. — Gaz. des hôp. 1882.

* ROBINSON. — Brit. Med. journ. Lond. 1896, pag. 1130.

ROUET. — Union méd. Paris, 1895, pag. 241-43.

* RUSSEL. — Med. Times and. Gaz. 1873 et Rev. des sciences méd., 1873.

Second. — Soc. de chir. 1880, pag. 279.

* Trousseau. — Gaz. des hôp. Paris, 1863, pag. 553.

* Tyson. — Brit. Med. journal, London, 1894.

* Vermorel. — Bull. soc. anat., 1894, pag. 272.

Verneuil. Soc. anat., 1884.

* Auteurs qui ont rapporté une ou plusieurs observations de kyste hydatique du foie ouvert dans la cavité pleurale.

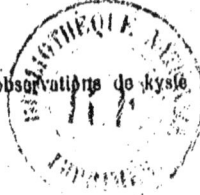